DU TRAITEMENT

DES

HÉMORRHOÏDES

PAR

LA DILATATION FORCÉE

DES SPHINCTERS DE L'ANUS

MÉMOIRE PRÉSENTÉ A LA SOCIÉTÉ DE CHIRURGIE DE PARIS

— Séance du 18 octobre 1876 —

PAR

LE DOCTEUR J. FONTAN

DE LYON

ANCIEN INTERNE DES HÔPITAUX DE LYON
ANCIEN PROSECTEUR A L'ÉCOLE DE MÉDECINE DE LYON
MEMBRE TITULAIRE DE LA SOCIÉTÉ DES SCIENCES MÉDICALES DE LYON
MEMBRE CORRESPONDANT DE LA SOCIÉTÉ DE MÉDECINE ET DE CHIRURGIE PRATIQUES
DE MONTPELLIER
EX-MÉDECIN MAJOR DE 1re CLASSE A LA 2e LÉGION DU RHÔNE
CHEVALIER DE LA LÉGION D'HONNEUR

PARIS

LIBRAIRIE J.-B. BAILLIÈRE ET FILS

19, RUE HAUTEFEUILLE, PRÈS LE BOULEVARD SAINT-GERMAIN

1877

DU TRAITEMENT

DES

HÉMORRHOÏDES

PAR

LA DILATATION FORCÉE

DES SPHINCTERS DE L'ANUS

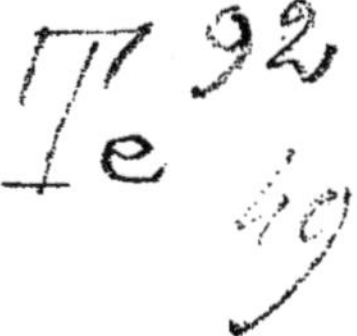

LYON IMPRIMERIE PITRAT AINÉ, RUE GENTIL, 4.

DU TRAITEMENT

DES

HÉMORRHOÏDES

PAR

LA DILATATION FORCÉE

DES SPHINCTERS DE L'ANUS

MÉMOIRE PRÉSENTÉ A LA SOCIÉTÉ DE CHIRURGIE DE PARIS

— Séance du 18 octobre 1876 —

PAR

Le Docteur J. FONTAN

DE LYON

ANCIEN INTERNE DES HÔPITAUX DE LYON
ANCIEN PROSECTEUR A L'ÉCOLE DE MÉDECINE DE LYON
MEMBRE TITULAIRE DE LA SOCIÉTÉ DES SCIENCES MÉDICALES DE LYON
MEMBRE CORRESPONDANT DE LA SOCIÉTÉ DE MÉDECINE ET DE CHIRURGIE PRATIQUES
DE MONTPELLIER
EX-MÉDECIN MAJOR DE 1re CLASSE A LA 2e LÉGION DU RHÔNE
CHEVALIER DE LA LÉGION D'HONNEUR

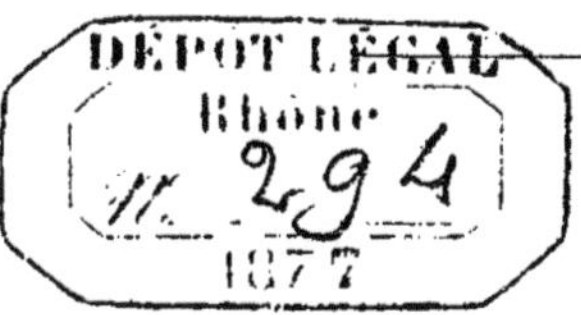

PARIS

LIBRAIRIE J.-B. BAILLIÈRE ET FILS

19. RUE HAUTEFEUILLE, PRÈS LE BOULEVARD SAINT-GERMAIN

—

1877

DU TRAITEMENT

DES

HÉMORRHOÏDES

PAR

LA DILATATION FORCÉE

DES SPHINCTERS DE L'ANUS

CHAPITRE PREMIER

HISTORIQUE

Primò non nocere. Telle doit être la devise du chirurgien circonspect. Aussi tout traitement qui offre cette garantie primordiale, doit-il être préféré aux autres, quand il atteint le même but. C'est le cas de la *dilatation forcée* appliquée à la cure des hémorrhoïdes. Les travaux remarquables de Boyer, Récamier, Maisonneuve et Monod ont indirectement conduit à ce résultat, et voici comment : au nombre des complications des varices ano-rectales, se trouve *la fissure*, contre laquelle on a dû recourir au débridement, mais

1

surtout à la dilatation forcée, par crainte de l'hémorrhagie. Malheureusement, Sanson, Blandin, Velpeau
et Chassaignac, en combattant les idées de Boyer sur
la fissure sans fissure, contribuèrent à faire adopter
une opinion contraire, c'est-à-dire la préexistence
forcée de la fissure au resserrement spasmodique du
sphincter.

Comme on le sait, trois faits principaux constituent
les caractères de la fissure, *la gerçure, la constriction.
anale et la douleur brûlante.* De ces trois faits, deux
sont constants, le spasme et la douleur, la fissure
manque le plus souvent. C'est pour avoir méconnu
l'existence de la *sphinctéralgie simple* qu'on a si
longtemps passé à côté de la vérité sans la voir. Un
hémorrhoïdaire se présentait-il à vous avec ces douleurs atroces de la sphinctéralgie, vite on pensait à la
fissure, et comme le plus souvent, l'examen ne répon-
dait pas à votre attente, c'est-à-dire comme on ne
découvrait pas la moindre trace de gerçure, au lieu
de faire bénéficier le patient du traitement de Récamier, on mettait ses horribles douleurs sur le compte
de la fluxion, de la phlébite, que sais-je encore? et on
le renvoyait avec de bonnes paroles d'encouragement
et un suppositoire belladoné.

Ceux, au contraire, qui avaient la chance, ce mot
peut paraître bizarre, de présenter une complication
de plus, une fissure, si petite fût elle, étaient soumis
par le classique chirurgien au traitement par la dila-

tation forcée. Ils partaient guéris, de leur fissure, pensait l'opérateur, tandis que souvent ils l'étaient aussi de leurs hémorrhoïdes. Mais le malade ne revenait pas, et ce résultat passait ignoré. Nul doute que si le chirurgien avait revu son opéré et s'était enquis non pas seulement des résultats immédiats de l'opération, mais de ses suites éloignées, il n'eût, en apprenant la guérison plus ou moins radicale des hémorrhoïdes, trouvé là un rapprochement de *cause à effet*. Contrôler cliniquement ce résultat lui eût été facile, et de là à formuler le traitement rationnel des hémorrhoïdes par la dilatation forcée, il n'y avait qu'un pas.

Ce pas fut-il franchi ? C'est ce qu'il ne m'appartient pas de décider.

Je vais simplement exposer les faits tels qu'ils se sont déroulés pour moi dans cette question.

Atteint d'hémorrhoïdes externes devenues horriblement douloureuses, et soupçonnant une complication de fissure anale, je subis, le 3 juin 1875, une dilatation forcée.

Les symptômes de la fissure cessèrent, mais avec eux je vis disparaître aussi les autres complications de mes hémorrhoïdes : telles que constipation, hémorrhagies quotidiennes, turgescence permanente, procidence, réduction lente et difficile, etc., etc.... Les tumeurs hémorrhoïdales elles-mêmes s'amendèrent tellement que je fus frappé de ce résultat inespéré.

Je le rapprochai de faits analogues arrivés chez des

malades opérés par moi, pour des fissures ou des fistules à l'anus. Ces derniers, en effet, m'avaient bien raconté plus tard que, depuis leur opération, ils étaient débarrassés de leurs hémorrhoïdes, mais n'étant pas directement intéressé à la chose, j'avoue que je n'attachai pas à leur dire toute l'importance voulue.

Cette coïncidence entre la déchirure du sphincter et la suppression des hémorrhoïdes me parut être la filiation naturelle de deux faits connexes.

Je repris donc la question *ab ovo* théoriquement et cliniquement, et enfin, au mois d'octobre de la même année, j'adressai au *Moniteur thérapeutique* de Paris un premier travail qui y fut inséré dans le numéro du 1er novembre 1875.

Voici, du reste, la copie conforme de cette note :

Traitement des hémorrhoïdes par la dilatation forcée du sphincter anal.

Le docteur Fontan, de Lyon, nous adresse les propositions suivantes sur le traitement des hémorrhoïdes par la dilatation forcée du sphincter anal. — Il nous donne également à la suite trois observations de guérison qui paraissent très-concluantes, mais que le manque de place nous force à passer sous silence.

I. Les hémorrhoïdes sont des varices, et, à ce titre, elles ne sont par elles-mêmes pas plus douloureuses que les varices des autres régions, que celles des jambes, par exemple.

II. La douleur hémorrhoïdaire, en dehors de l'état de phlébite, est toujours le résultat d'un spasme, ou d'une contracture du sphincter anal. La douleur est donc le propre du spasme sphinctérien et non pas de l'hémorrhoïde.

III. En dehors de l'état spasmodique du sphincter, les petites ulcérations par où se fait le flux hémorrhoïdal ne sont pas ou presque pas douloureuses.

IV. Toutes les fois qu'un hémorrhoïdaire, en dehors de l'état de phlébite, accuse après chaque garde-robe de la douleur anale plus ou moins forte, et de la lenteur dans la réduction du bourrelet hémorrhoïdal, il y a donc lieu de songer au spasme ou à la contracture du sphincter. Ce qui est facile à constater en promenant le doigt sur le plancher périnéal, qu'on trouve dur, résistant, et qui ne se laisse pas facilement déprimer.

V. Le spasme sphinctérien est *cause ou effet* des hémorrhoïdes ; c'est lui qui est le siége de la douleur, et qui provoque ou entretient, le plus souvent, le flux hémorrhoïdal. Il favorise aussi le développement ultérieur du bourrelet.

VI. L'état de spasme ou de contracture du sphincter entretient dans les hémorrhoïdes un arrêt de la circulation qui peut aller de la simple congestion à l'étranglement. C'est lui qui favorise la formation de coagulations sanguines, et par suite la phlébite et ses conséquences.

VII. La sphinctéralgie n'est pas nécessairement liée à la fissure, et même le plus souvent, celle-ci fait complétement défaut.

VIII. Il suffit d'attaquer le spasme pour soulager, améliorer, et même guérir les hémorrhoïdes. Tous les autres moyens ne sont que des palliatifs impuissants, hormis, bien entendu, ceux qui suppriment les varices elles-mêmes.

IX. La dilatation forcée avec les doigts par le procédé de Récamier, avec anesthésie préalable, est le seul moyen efficace de faire cesser les douleurs atroces parfois des hémorrhoïdes ; elle rend facile la réduction du bourrelet après chaque garde-robe, car la rentrée des hémorrhoïdes s'opère rapidement et presque d'elle-même ; quelquefois cependant un léger taxis est encore utile. Elle empêche le retour des hémorrhagies qui épuisent à la longue le malade. Enfin, dans certains cas, elle amène la guérison radicale des hémorrhoïdes.

X. Tout hémorrhoïdaire, dès qu'il souffre ou perd du sang, c'est-à-dire dès que ses hémorrhoïdes ne sont plus indifférentes, selon l'expression de Gosselin, doit subir l'opération de Récamier.

XI. Cette opération est simple et d'une innocuité absolue. Elle ne supprime pas les hémorrhoïdes et ne fait que les rendre tolérables, ce qui satisfait à la fois le malade et les théoriciens.

XII. Tout ce qui précède a trait surtout aux hémor-rhoïdes externes. Mais le rôle des sphincters externe et interne sur les hémorrhoïdes internes, pour en être moins évident, n'en est pas moins réel.

Comme on le voit, par l'énoncé du titre de mes propositions, non-seulement je conseillais la dilatation forcée contre la sphinctéralgie compliquant les hémorrhoïdes, mais je la préconisais surtout comme un traitement rationnel des hémorrhoïdes elles-mêmes. Les propositions V, VIII, IX, X, XI et XII en font foi.

De nouveaux faits étant venus corroborer mon opinion à ce sujet, j'allais publier ce travail actuel, complément obligé du premier, quand parut, en juillet 1876, la thèse de M. Cristofari, intitulée :

Du traitement chirurgical des hémorrhoïdes, et en particulier de la dilatation forcée.

Je lus cette thèse, inspirée par M. le professeur Verneuil, et dans laquelle je cherchai en vain, d'abord l'épigraphe obligée : *Si quid boni tuum*, et ensuite une toute petite mention de mon travail publié en 1875.

Je dois avouer que je constatai avec déplaisir ce double lapsus. Quant au fond même de la thèse, je n'avais qu'à m'incliner devant l'autorité d'un maître, heureux de voir mes idées concorder si parfaitement avec les siennes. Je fis part de mon travail à M. Verneuil, qui me fit l'honneur de m'écrire :

« J'ai lu avec le plus vif intérêt les propositions que vous avez insérées dans le *Moniteur thérapeutique*, et je les approuve de point en point, car elles résument très-exactement les opinions que, depuis quelques années, je suis arrivé à me faire sur l'étiologie des hémorrhoïdes et sur le rôle du sphincter anal. . . . .

. . . .

« En tous cas, nous sommes précédés tous deux par Lepelletier, ancien interne de Maisonneuve, dont la thèse remonte à une vingtaine d'années. Il n'y a donc pas lieu, ni pour vous, ni pour moi, à réclamer la priorité. Mais cela avait été malencontreusement oublié, et il est bien bon de remettre en honneur une pratique aussi innocente. »

Je crois que M. Verneuil attribue à Maisonneuve et à Lepelletier une part trop large dans la question pendante.

Il n'est jamais entré dans la pensée de ces auteurs

de faire de la dilatation forcée le traitement rationnel des hémorrhoïdes. On ne voit ce mode de traitement formulé dans aucun de leurs écrits, et encore bien moins dans la thèse de Lepelletier, à laquelle fait allusion M. Verneuil.

Il me permettra donc de défendre, pièces en mains, sa cause et la mienne.

Cette thèse de Pierre-Henri-Louis Lepelletier porte la date de Paris 1851, et elle a pour titre :

De la contracture du sphincter anal et de son traitement par la dilatation forcée.

Imbu des idées de Boyer, Lepelletier annonce qu'il divisera son travail en quatre chapitres.

Dans le premier, dit-il, je ferai l'histoire *de la contracture spasmodique ou sans fissure.*

Dans le second, je traiterai *de la contracture avec fissure et tumeurs hemorrhoïdales.*

Le troisième sera réservé à l'examen *du rôle que joue la contracture dans la production de la fissure.*

Le quatrième, enfin, sera consacré à *la description du procédé de dilatation forcée,* dont ce travail a SURTOUT pour but de faire connaître les résultats.

Disons tout de suite que chacun de ces chapitres est traité de main de maître. C'est un travail substantiel, riche en faits et en idées, une de ces monographies qui restent et doivent rester. Mais, relativement au litige en question, analysons la seconde partie.

Elle est intitulée : *Contracture du sphincter avec tumeurs hémorrhoïdales.*

Lepelletier établit d'abord, à l'encontre des auteurs classiques, que la contracture du sphincter anal peut exister sur des hémorrhoïdes enflammées et dans leur plus grand état de simplicité. Il cite à ce propos, dans son observation III, l'histoire d'une femme atteinte d'hémorrhoïdes et de contracture, qui fut traitée par la dilatation forcée. Cette femme a des hémorrhoïdes depuis deux ans. Il n'y a qu'un an qu'elle éprouve de la constipation et de violentes douleurs quand elle va à la selle.

On reconnaît une contracture énorme du sphincter et une sphinctéralgie sans fissure.

Maisonneuve la soumet à la dilatation forcée.

Le lendemain matin, selle avec légère cuisson ; matières fécales moins consistantes qu'auparavant. Le surlendemain, autre selle excessivement facile, et qui ne causa pas la moindre douleur.

Depuis ce moment, les selles ont été très-régulières. « J'ai pu suivre, dit-il, la malade quelques mois à l'hôpital, et constater le résultat heureux obtenu par la dilatation forcée. »

Où, dans cette observation, reproduite presque textuellement, est-il fait mention :

Non-seulement *de la contracture comme cause première des hémorrhoïdes* (la malade les avait un an avant la contracture), mais *que le traitement ait été dirigé contre les hémorrhoïdes ?*

C'est si bien contre les symptômes *constipation* et *douleur* qu'on a employé la dilatation forcée, que Lepelletier ne dit pas un mot de ce que sont devenues les varices rectales. Et il a observé cette malade pendant quelques mois.

. Dans l'observation IV, qui est identique à la précédente, il ne note encore que l'heureux résultat de l'opération sur l'élément *douleur* de la contracture, et cette malade est restée plusieurs mois dans le service.

Plus loin, page 25 : la présence des tumeurs hémorrhoïdales, dit-il, à l'extrémité de l'intestin, devient pour les tissus environnants une cause d'irritation continuelle. Cette irritation se propage de proche en proche, jusqu'aux fibres du sphincter qui devient contracturé.

Ce premier point peut être constaté en interrogeant les malades qui commencent par se plaindre d'abord de tumeurs hémorrhoïdales, puis de constipation, résultat de la contracture.

Ainsi donc, insiste-t-il, *elle* survient après l'apparition des tumeurs hémorrhoïdales. Une fois produite, il est facile de comprendre qu'elle tient sous sa dépendance la constipation, les douleurs vives de la défécation, et l'écoulement sanguin.

C'est surtout, dit-il, aux époques de *fluxion* que la contracture apparaît avec intensité.

L'observation V, dit-il, démontre d'abord la possibilité de l'existence d'une contracture anale dans l'affection hémorrhoïdale aux époques de fluxion. En second lieu la disparition des phénomènes inflammatoires aussitôt après la dilatation des fibres musculaires.

La conclusion, dit il plus bas, que je crois pouvoir tirer des faits qui précédent, est la suivante :

Toutes les fois que la contracture du sphincter accompagnera l'affection hémorrhoïdale, il faudra la faire disparaître : d'abord, pour faire cesser les sensations pénibles que le malade éprouve ; en second lieu pour diminuer les chances de production d'une fissure.

Analysons cette conclusion, qui est le résumé de *toute* la pensée de Lepelletier.

Qu'y trouvons-nous ? — Ces deux faits :

1° La contracture est une des complications fréquentes des hémorrhoïdes ; elle amène à sa suite la douleur et la fissure.

2° Faites disparaître la contracture, et vous guérirez quoi ? — les sensations pénibles ; et vous préviendrez quoi ? — une fissure ultérieure.

Mais il n'y est pas du tout question que cette dilatation puisse guérir les hémorrhoïdes elles-mêmes.

En résumé, Maisonneuve et Lepelletier ont bien vu un fait que P. Bérard et les autres niaient, mais ils n'ont pas su en tirer toutes ses conséquences. Ils ont eu tort de considérer la contracture comme un épiphénomène, un symptôme fréquent, au lieu de la reconnaître comme cause génératrice des hémorrhoïdes.

De là, la dilatation forcée préconisée, non contre l'hé-morrhoïde, mais contre ses symptômes au nombre desquels l'élément douleur tient le premier rang.

De là à avoir formulé et appliqué un traitement rationnel des hémorrhoïdes par la dilatation forcée, il y a loin.

M. Verneuil me pardonnera cette trop longue digression, mais je tenais à préciser un fait qui l'intéresse autant que moi.

A la lecture des observations qui lui appartiennent, et où il est fait mention de la disparition ultérieure des tumeurs hémorrhoïdales, on voit que le chirurgien se préoccupait de ce résultat puisqu'il le notait soigneusement.

Il n'en est pas de même dans les observations de Lepelletier et cela est si vrai, que M. Cristofari, écrivant sous l'inspiration de M. Verneuil, dit aux pages 27 et 28 de sa thèse :

« En 1851, M. Maisonneuve, encouragé par les bons résultats que ce mode de traitement (la dilatation forcée) lui avait donnés dans les contractures du sphincter qui accompagnent la fissure à l'anus; frappé d'un autre côté de la fréquence de cette contracture dans les cas d'hémorrhoïdes, en étudia le rôle, et ne tarda pas à se convaincre qu'elle était pour beaucoup dans la production des symptômes douloureux de cette affection.

« Dès lors, il fut naturellement conduit à combattre

cette contracture dans les hémorrhoïdes, comme il l'avait fait pour la fissure à l'anus. »

Cela établi, je reprends l'exposé de mon mémoire pour lequel je réclame toute l'indulgence de la Société de chirurgie, heureux si elle ne le trouve pas trop indigne de son attention.

CHAPITRE II

QUELQUES POINTS DE L'ANATOMIE NORMALE ET PATHOLOGIQUE DU RECTUM

Je ne voudrais pas encourir le reproche d'abuser des redites anatomiques, pâles reflets des descriptions tracées par nos maîtres ; mais je dois pourtant insister ici sur quelques particularités anatomo-physiologiques indispensables à la clarté de mon sujet.

Loin de moi, par conséquent, la prétention de donner une description anatomique complète du rectum ; et si je l'écourte, ce sera volontairement, sûr d'avoir l'assentiment tacite du lecteur.

Le rectum, comme le reste du gros intestin, est composé de quatre tuniques, qui sont de dehors en dedans :

1° Le péritoine, couche incomplète, et formant par son adossement le méso-rectum, dans lequel rampent les vaisseaux et les nerfs ;

2° Au-dessous, les fibres musculaires longitudinales, formant trois plans d'après Sa⎺⎽y, et qui, au lieu de se ramasser, comme sur le gros intestin, en trois bandelettes, sont uniformément disséminées sur toute la circonférence.

Concentriquement aux fibres longitudinales, la couche de fibres circulaires, qui, à l'extrémité inférieure du rectum, se renforcent en un faisceau musculaire épais et résistant, constituant un véritable muscle annulaire, qu'on appelle le sphincter interne.

Ces deux couches musculaires sont composées de fibres lisses, c'est-à-dire soustraites à l'action de la volonté ;

3° Une couche de tissu cellulaire condensé servant de support aux vaisseaux et aux nerfs ;

4° La couche muqueuse, lâchement unie à la précédente, sur laquelle elle peut glisser et se déplacer en totalité, pour se prêter à tous les mouvements d'ampliation ou de resserrement de l'organe.

Cette muqueuse, riche en éléments glandulaires, est pourvue d'un réseau vasculaire excessivement serré. Elle présente à noter : en haut la valvule de Houston ; longitudinalement les colonnes de Morgagni ; inférieurement enfin, à douze millimètres de l'anus, la couronne de valvules de Morgagni.

Dans la couche celluleuse qui leur sert de stratum, et par conséquent entre la muqueuse et les fibres circulaires, rampent les vaisseaux et les nerfs.

Le réseau veineux seul attirera notre attention.

Pendant mon prosectorat, j'ai eu maintes occasions

de mettre en pratique les préceptes formulés par M. Verneuil pour injecter les veines hémorrhoïdales, mais en y apportant une modification que je considère comme très-importante.

Il faut faire pour cela deux injections simultanées, une par la veine porte et l'autre par la veine dorsale de la verge, comme le conseille Gosselin, mais avec le *modus faciendi* suivant :

1° Ligature portée de chaque côté sur le tronc commun des veines hypogastriques ;

2° Les canules une fois assujetties, on pratique des lavages du système veineux, avec de l'eau tiède, puis en dernier lieu avec de l'essence de térébenthine. On place alors la pièce dans un bain chaud, et on pousse simultanément de chaque côté, avec précaution et méthode, deux injections successives : une première injection d'essence de térébenthine et de vermillon, et immédiatement après, l'injection ordinaire également colorée au vermillon. Ce procédé demande une certaine habitude, mais il réussit presque toujours. C'est au reste le procédé employé par Denonvilliers, Dolbeau, etc., pour les injections pénétrantes.

On obtient ainsi une injection complète non-seulement des veines hémorrhoïdales supérieures, moyennes et inférieures, mais encore du réseau vasculaire propre à la muqueuse, et qui est autrement ténu que les anastomoses reliant les veines hémorrhoïdales inférieures et moyennes aux veines hémorrhoïdales supérieures, c'est-à-dire la grande circulation à la circulation de la veine porte.

Si vous avez eu la chance de trouver un sujet hémorrhoïdaire pendant sa vie, ce que l'inspection de l'anus peut vous apprendre jusqu'à un certain point ; après l'injection, faite d'après le procédé indiqué ci-dessus, voici ce que vous découvrez à la dissection :

Le rectum ayant été fendu longitudinalement et étalé, on constate :

Sur la muqueuse, un lacis veineux à mailles tellement serrées qu'on dirait, selon l'expression de Richet, que la muqueuse en est exclusivement formée.

Cette muqueuse recouvre inférieurement les vestiges des anciennes hémorrhoïdes externes, et présente, au niveau du sphincter interne, des renflements ou paquets dans lesquels, à leur teinte, on devine qu'il existe des veines injectées. Ce sont en effet des hémorrhoïdes internes ; si vous avez eu la main heureuse dans le choix du cadavre.

Si vous enlevez la muqueuse, ce qui n'est pas facile partout, et surtout au niveau des paquets variqueux, vous avez sous les yeux un remarquable réseau veineux que je vais tâcher de décrire, en rappelant que nous avons affaire à une pièce pathologique.

De bas en haut, on voit, correspondant aux anciennes hémorrhoïdes externes, une ou plusieurs veines variqueuses, présentant un certain nombre de renflements sacciformes, ampullaires ou moniliformes ; veines con-

tournées sur elles-mêmes, flexueuses, inégales ; quel-
ques-unes offrant même des culs-de-sacs ou diverti-
culums plus ou moins développés. Ces renflements
variqueux se trouvent à l'extrémité des veines ou sur
le trajet de leurs capillaires. Leurs parois sont épais-
sies. En certains points, le tissu cellulaire est condensé autour d'une ampoule. Si vous l'incisez, vous
constatez que l'injection n'a pas pénétré, et que c'est
un caillot plus ou moins adhérent qui en tient lieu.
Vous pourrez même tomber sur un véritable kyste
sanguin, complétement isolé du reste de la veine.
Quoi qu'il en soit, ces veines variqueuses s'anastomo-
sent largement entre elles, par arcade et par inoscu-
lation, et forment un lacis très serré jusqu'au niveau
des valvules semi-lunaires de Morgagni, c'est-à-dire
à environ douze millimètres de l'orifice anal. Là, de
même que sur les franges du cardia, vous constatez
une disposition particulière des veines, qui sont ter-
minées en culs-de-sacs ou diverticules. Ces espèces de
doigts de gants présentent les différentes variétés de
dilatation variqueuse dont j'ai déjà parlé. Ils sont
juxtaposés comme les fils d'une aigrette, suivant
l'expression si frappante de M. Verneuil, et leurs
points d'insertion sur les arcades veineuses dont ils
dépendent remontent parfois au-delà du sphincter interne. Quant aux arcades, c'est-à-dire aux troncs
d'origine, ils vont en s'isolant de plus en plus, tout en
marchant parallèlement entre eux, puis, arrivés à dix

ou douze centimètres de hauteur, ils traversent perpendiculairement les fibres circulaires et les trois plans de fibres longitudinales, pour aller sortir de chaque côté de la bande musculaire antérieure, contournant ensuite les faces latérales du rectum pour aller cheminer dans le mésorectum.

Cette portion inférieure du rectum est encore renforcée par une masse musculaire puissante, le sphincter externe, composé de plusieurs faisceaux distincts de fibres striées, en connexion intime avec le bulbo-caverneux et le releveur de l'anus. Les deux sphincters sont emboîtés l'un dans l'autre à la manière de deux tubes de longue vue, le sphincter interne étant concentrique au sphincter externe et le débordant en haut, tandis qu'il est débordé en bas par la moitié inférieure de ce dernier.

CHAPITRE III

PHYSIOLOGIE NORMALE ET PATHOLOGIQUE DU RECTUM

Le rectum a deux fonctions principales à remplir : la contention des fèces et la défécation.

La contention physiologique est involontaire ; elle s'opère par le *tonus musculaire* du sphincter interne et du sphincter externe.

Mais elle peut aussi être influencée par la volonté, et prend alors le nom de *rétention*, c'est lorsque le sphincter externe passe de l'état de tonus à l'état de contraction.

La défécation est un phénomène réflexe d'expulsion, auquel concourent involontairement les fibres lisses du rectum, et volontairement les fibres striées du releveur de l'anus, du sphincter externe, du diaphragme et des muscles abdominaux.

Quel est maintenant le rôle dévolu à chacune de ces parties dans l'acte complexe de la contention des fèces et de la défécation ? En un mot que se passe-t-il à l'état physiologique ?

Le tonus musculaire est cet état de tension involontaire, permanente et modérée qui est intermédiaire au relâchement et à la contraction. C'est un état de tension permanente et continue de la fibre musculaire, dont la contracture serait l'exagération et le paroxysme.

C'est en vertu de cette force que les sphincters interne et externe s'opposent involontairement à l'issue des matières fécales contenues dans l'ampoule rectale.

Deux muscles suffisent donc à la contention invo · lontaire, ce sont les deux sphincters, et un seul à la rétention volontaire, le sphincter externe.

Dans la défécation, au contraire, tous les muscles intrinsèques et extrinsèques du rectum entrent en jeu, renforcés encore par de puissants muscles éloignés.

Les fibres longitudinales contribuent conjointement avec le releveur de l'anus à raccourcir le rectum, tandis que les fibres circulaires chassent de haut en bas le bol fécal, qui est fragmenté par les contractions du sphincter externe.

Examinons maintenant l'influence de la tonicité et de la contraction physiologiques de ces différents plans musculaires sur la circulation veineuse de cette région.

On se rappelle que les veines hémorrhoïdales, outre

leur position déclive, sont dépourvues de valvules, conditions défavorables à la circulation de retour. Ajoutez à cela leur passage à travers les boutonnières, sans anneaux fibreux protecteurs, des couches musculeuses du rectum, et on comprendra tout de suite comment, même à l'état physiologique, elles sont susceptibles de dilatation variqueuse ; ces colliers contractiles étant capables d'oblitérer ou de diminuer momentanément leur calibre. D'où un certain degré de stase sanguine et de dilatation, favorisé par leurs diverticules terminaux, disposition anatomique toute prête pour subir la modification pathologique. Mais la stase sanguine ne se limite pas aux culs-de-sacs des veines hémorrhoïdales supérieures. Elle gagne de proche en proche les hémorrhoïdales moyennes et inférieures, et bientôt l'ensemble du système veineux rectal est fâcheusement influencé par un fait de l'ordre physiologique.

Mais ce n'est pas seulement par les boutonnières musculaires que la circulation veineuse rectale peut être gênée. Le tonus musculaire propre au sphincter interne et au sphincter externe produit aussi la dilatation des extrémités terminales des veines hémorrhoïdales moyennes et inférieures, par un mécanisme que je décrirai en détail à propos de la défécation.

La simple tonicité musculaire nécessaire à la contention des fèces est donc une première cause de production des varices ano-rectales, cause légère et lente,

il est vrai, mais continue, qui, si elle n'est pas réellement efficiente, est au moins largement prédisposante.

Pendant la défécation, les veines hémorrhoïdales
sont encore soumises à une épreuve fatale pour leur
intégrité.

Que se passe-t-il en effet ? Pendant la contraction
synergique des fibres longitudinales, et du releveur
de l'anus ? le rectum est raccourci. Les veines hémorrhoïdales sont donc obligées de devenir flexueuses,
ou d'exagérer leurs sinuosités naturelles. Leurs parois
s'adossent en certains points, les diverticules, à leur
tour refoulés de bas en haut, peuvent avoir le calibre
de leur embouchure effacé par ce refoulement, d'où
gêne certaine dans la circulation de retour. Si vous y
joignez la constriction opérée par les fibres circulaires,
véritables arêtes ou brides sur lesquelles viennent
s'étrangler ces veines flexueuses, surtout au niveau
de leurs plis, vous aurez en petit ce qui se passe pour
l'intestin dans certains cas d'étranglements internes.

Les fibres circulaires des sphincters agissent d'une
autre manière pour enrayer la circulation veineuse, et
amener la stase, la congestion et la dilatation variqueuse des veines hémorrhoïdales moyennes et inférieures. C'est par un mécanisme que j'appellerai *striction en cordon de bourse.*

La contraction des fibres musculaires des deux
sphincters transforme, en effet, la partie inférieure du
rectum en une cavité virtuelle, en rapprochant et

serrant en faisceaux les troncs veineux plus ou moins parallèles et les colonnes de Morgagni qui viennent s'adosser par leurs faces latérales et entrer en contact par leur bord libre, plissement en rosette ou en étoile, facile à constater sur une coupe par des vivisections sur les animaux.

Par suite de cette striction en cordon de bourse, on a, pour me servir d'une comparaison imagée, une disposition anatomique qui rappelle celle des câbles de ponts suspendus. Les fils de fer intérieurs représentant les troncs veineux et les colonnes de Morgagni pressés en faisceaux les uns contre les autres, tandis que les fils de fer extérieurs et circulaires seraient figurés par les fibres circulaires sphinctériennes.

Cette contraction, lente et progressive, agissant de haut en bas, a pour résultat de refouler le sang de proche en proche, et de favoriser ainsi la stase, puis la dilatation dans les extrémités terminales des veines hémorrhoïdales moyennes et inférieures.

Le tonus musculaire des sphincters agit par le même mécanisme, mais d'une façon bien moindre.

En résumé, même à l'état physiologique, il y a trois modes d'étranglement des veines hémorrhoïdales, et par extension de production de varices ano-rectales :

1° *Par action des boutonnières musculaires ;*

2° *Par action simultanée des fibres longitudinales et circulaires ;*

3° *Par action des sphincters interne et externe.*

Si maintenant, au lieu de l'état physiologique, et de la contraction passagère, vous avez affaire à une contracture permanente de ces mêmes fibres musculaires, vous verrez se produire fatalement les mêmes résultats, mais exagérés dans leurs effets, et plus rapidement efficaces dans leur évolution pathologique.

Un autre effet de cette contracture, dont j'ai expliqué le mécanisme, et qui a pour résultat de rendre virtuelle la cavité comprise entre l'anus et le bord supérieur du sphincter interne, c'est, je ne dirai pas de favoriser la constipation, mais d'être une des causes premières de cet état semi-morbide, qui joue à son tour un rôle si important dans la pathogénie des hémorrhoïdes.

La défécation, ai-je dit, est un phénomène réflexe d'expulsion, soumis aux lois qui régissent les muscles creux, savoir : la distension périphérique ou pression excentrique, et l'excitation par contact direct de la barrière anatomique de tout muscle creux, du sphincter.

Or, si vous avez affaire à un sujet atteint de contracture, cette dernière ne se localisera pas seulement aux divers plans musculaires du rectum, mais remontera assez haut dans le gros intestin. De là ces contractures isolées du colon, emprisonnant pour un certain temps les gaz et les matières, et caractérisées par ces coliques dites venteuses. De là aussi, contracture du sphincter supérieur d'O'Beïrn, et obstacle apporté

à l'accumulation rapide des fèces dans l'ampoule rectale, où elles n'arrivent que lentement, et successivement, desséchées et fragmentées déjà en cyballes. Ce
qui fait que, pour obtenir la distension périphérique, et
par suite le besoin réflexe d'expulser, il faudra plus
de temps, et relativement plus de bols fécaux, ces
derniers ayant perdu leur volume primitif par le dessè-
chement dû au séjour trop prolongé dans les cloison-
nements successifs du gros intestin.

Du côté de l'excitation sphinctérienne, même résultat négatif. Le bol fécal, réduit à l'état de petits
cylindres ayant à peine l'épaisseur du doigt, ou en globules semblables aux excréments de brebis, forme au-
dessus du sphincter interne une série de fragments,
qui, au toucher vaginal, donne de cette portion du rectum la sensation d'un cylindre moniliforme. Cette
colonne excrémentitielle, que la *vis a tergo* ne propulse
pas sur le sphincter, n'y détermine pas cette action
réflexe indispensable pour mettre en jeu les muscles
qui président à la défécation. Si vous ajoutez à cela
l'espèce de tolérance qui finit par s'établir entre les
fèces et la muqueuse dont la sensibilité s'émousse de
plus en plus, vous arriverez à ce cercle vicieux qui est
fatal dans la constipation. C'est alors que cette dernière interviendra secondairement pour favoriser à
son tour la dilatation variqueuse des veines hémorrhoïdales, soit par la compression permanente due au
séjour prolongé des matières au-dessus du sphincter,

soit par les efforts violents nécessités pendant l'acte de la défécation, pour expulser ces matières, véritables corps étrangers.

Au reste cette contracture intestinale, que je signale comme cause importante dans la constipation, est facile à constater par le toucher rectal.

Ce côté du traitement de la constipation n'a pas encore été expérimenté d'une façon directe. Je me borne à le signaler ici.

Comme on le voit, je fais jouer à la contracture musculaire le principal rôle dans la pathogénie des hémorrhoïdes, tout en ne niant point les autres causes admises par les auteurs.

Mais je voudrais que tout chirurgien fût bien persuadé que l'élément prépondérant, non-seulement dans la genèse des varices ano-rectales, mais encore dans leurs symptômes et leurs complications, c'est la *contracture*.

C'est pour établir ce fait, qui est un des points caractéristiques de l'histoire des hémorrhoïdes, que je propose de modifier ainsi la définition classique de Gosselin :

Les hémorrhoïdes sont des tumeurs variqueuses de la région ano-rectale, occasionnées et entretenues par une contracture locale et susceptibles de fournir du sang à de certains moments.

Cette définition non-seulement est plus complète, mais elle rappelle à l'esprit un fait primordial, d'où découle une thérapeutique rationnelle et inoffensive.

CHAPITRE IV

DE LA CONTRACTURE ANO-RECTALE

La contracture peut porter sur toutes les fibres musculaires du rectum, mais elle localise surtout son action sur les sphincters de l'anus ; et comme, en définitive, nous n'avons prise que sur ces muscles, je m'en occuperai plus spécialement dans les chapitres qui vont suivre.

La contracture des sphincters de l'anus peut être :

Passagère c'est le *spasme ;*

Permanente c'est la *contracture proprement dite.*

Cette dernière, à son tour, peut être :

Indolente, c'est la *contracture simple ;*

Douloureuse sans fissure, c'est la *sphinctéralgie simple.*

Ou bien elle peut être accompagnée d'un épiphénomène plus rare qu'on ne croit :

La *fissure,* c'est la *sphinctéralgie fissurale.*

Ainsi je le répète, et je tiens à insister sur ce point, les sphincters de l'anus peuvent être atteints :

1° *De spasme ;*
2° *De contracture simple ou indolente ;*
3° *De sphinctéralgie simple ;*
4° *De sphinctéralgie fissurale.*

Comme toutes les autres contractures, celle des sphincters peut être :

Idiopathique, symptomatique et sympathique.

Je n'ai pas à défendre ici les deux dernières formes, elles sont généralement acceptées par tout le monde. Il n'en est pas de même de la contracture idiopathique. C'est pourtant une entité morbide dont l'existence est parfaitement établie.

« La contracture idiopathique, dit Jules Simon, peut se produire en dehors de toute lésion appréciable et dès lors constituer une affection nerveuse essentielle, une névrose. » (Dict. Jaccoud.)

Pourquoi refuser à la localisation ano-rectale ce qu'on concède à tel autre groupe de muscles ? Cette essentialité admise, on peut facilement se rendre compte du rôle de cette contracture sur la pathogénie des hémorrhoïdes. Comme je l'ai dit, dans un chapitre précédent, c'est l'exagération des troubles circulatoires déjà produits par la tonicité et la contraction physiologiques des plans musculaires du rectum. J'ajouterai que si la douleur fait défaut, le processus morbide peut parcourir ses différentes phases, sans que le sujet en ait conscience.

Ce développement insidieux peut mettre plusieurs années avant de se manifester extérieurement, soit par un écoulement sanguin, soit par une tumeur. Mais à ce moment, la lésion est déjà produite, et ce que les anciens appelaient la *fluxion*, et regardaient comme la protopathie de l'état hémorrhoïdal, n'en est au contraire qu'un phénomène secondaire et éloigné. Sans faire table rase des théories vitalistes, il faut pourtant ne pas hésiter à battre en brèche cette prétendue fluxion intelligente et curative, responsable, d'une si grande somme de martyre et d'ignorance.

La contracture *n'est certainement pas* d'une façon absolue *l'unique et seule cause* des hémorrhoïdes dites idiopathiques. Il y a d'autres facteurs dont il faut tenir compte, tels que l'hérédité, la diathèse variqueuse, etc., etc... Aussi tout en admettant encore, ce que je fais très-volontiers, les causes mécaniques qui obstruent la veine porte, qu'elles viennent du foie ou d'ailleurs, comment expliquer le rôle salutaire même de ces hémorrhoïdes, que j'appellerai symptomatiques, et qui, d'après la théorie, doivent être des émonctoires providentiels de l'affection ?

Le seul bienfait évident de ces *Veines d'or* est l'hémorrhagie. Quelle est son efficacité contre une cirrhose, une hypertrophie hépathique, contre une affection cardiaque, une tumeur abdominale, etc., voire même contre la folie et l'hypocondrie ? Est-ce en anémiant un sujet atteint d'affection cardiaque, que le flux hémorrhoïdal préviendra les transfusions séreuses, ou autoplastiera des valvules insuffisantes ?

En vérité, quand on lit de pareilles choses imprimées de nos jours, on se croit reporté aux temps de la thériaque et de l'électuaire de lézard !

Sans revenir sur le mécanisme de la production des hémorrhoïdes, rappelons que la contracture musculaire tient sous sa dépendance les hémorrhagies pendant la défécation, et en dehors de cet acte, la procidence, la turgescence, la lenteur de réduction et les douleurs atroces parfois, des hémorrhoïdes ; qu'elle explique la fluxion, la formation des caillots, qu'elle favorise les phlébites et leurs conséquences ; qu'en un mot elle rend compte de bien des phénomènes jusquelà inexpliqués ou mal interprétés.

CHAPITRE V

SYMPTOMES DE LA CONTRACTURE ANO-RECTALE

Abordons maintenant la symptomatologie de la contracture ano-rectale, et voyons si on peut facilement la reconnaître à ses effets.

Les symptômes de la contracture ano-rectale varient suivant qu'on a affaire à une des quatre variétés indiquées plus haut.

Ils se divisent en syptômes *communs* et en symptômes *propres.*

Les symptômes communs sont tirés :

1° *De l'aspect et de la résistance du périnée et du rectum ;*

2° *De la forme des bols fécaux ;*

3° *De la tonalité du son dans l'expulsion des gaz intestinaux ;*

4° *De la constipation habituelle ;*

5° *Du flux sanguin ;*

6° *De la procidence et du gonflement du bourrelet hémorrhoïdal ;*

7° *De la longue durée de la défécation ;*

8° *De la difficulté et de la lenteur de la réduction du prolapsus.*

Les symptômes propres sont :

1° La *douleur* dans la *sphinctéralgie simple ;*

2° La *gerçure* dans la *sphinctéralgie fissurale.*

1° La fosse ischio-rectale, même chez les individus gras, se révèle toujours par un léger infundibulum, au fond duquel s'ouvre l'anus avec ses plis rayonnés, modérément serrés. La sensation que cette région donne au toucher est celle d'une couche résistante, mais élastique, et facile à déprimer, que je compare à celle que donnerait une bande de caoutchouc.

Dans la contracture au contraire, le plancher périnéal est dur, tendu, résistant ; il affecte une forme presque plane ; l'orifice anal est fortement resserré, et ses plis plus saillants. Si vous avez affaire à une contracture qui vous permette de pratiquer le toucher rectal, vous constatez que la résistance n'est pas simplement extérieure. Vous éprouvez une certaine difficulté à introduire la pulpe de l'index dans le rectum, et à l'y faire progresser. Votre doigt y est fortement comprimé. Circulairement, vous avez la sensation d'un corps dur, que vous pouvez saisir entre l'index et le pouce, c'est le sphincter externe contracturé.

Dans le cas de sphinctéralgie simple ou fissurale, cet examen est impossible sans le secours de l'anesthésie ; et même pendant le sommeil, à moins qu'il n'ait été poussé à fond, la douleur est tellement vive qu'elle arrache au patient des cris, dont il n'a plus souvenance, il est vrai, à son réveil.

Inutile d'ajouter que cette exploration vous permet de constater quelquefois la présence de la gerçure, mais toujours le nombre et la forme des paquets variqueux.

2⁰ La forme des bols fécaux peut aussi fournir de précieux renseignements.

Tandis qu'à l'état normal les matières sont expulsées sous forme de boudins ou de cylindres homogènes, plus ou moins volumineux, et mesurant une certaine longueur, dans l'état de contracture, au contraire, les matières fécales sont généralement réduites à l'état de crottes dures ou cyballes ; et quand par hasard, la constipation a été momentanément vaincue, les matières sont filiformes, rubanées, et surtout fragmentées en petits tronçons, par le spasme incessant du sphincter externe.

3° J'ai expliqué comment, sous l'influence de la contracture, les gaz intestinaux étaient emprisonnés dans le colon. Pour franchir la puissante barrière des sphincters, ils ont besoin de mettre en jeu tous les muscles qui président à la défécation. Aussi, quand cette résistance est brusquement vaincue, sont-ils expulsés avec un bruit sec et sonore vulgairement appelé *pet*. Ce bruit peut être unique ou saccadé, suivant la quantité de gaz à chasser, et les convulsions successives du sphincter externe, qui vibre à la manière d'une anche membraneuse. Dans l'état physiologique au contraire, les vents chassés par une pression continue, et ne trouvant pas cet obstacle du sphincter, qui n'est pas assez contracturé pour vibrer, s'écoulent lentement et sans fracas, c'est la *vesne rabelaisienne*.

Je prie le lecteur d'excuser tous ces détails, mais ils ont ici, leur raison d'être.

4° Avoir établi précédemment que la contracture était une des causes de la constipation, n'est-ce pas avoir dit que la constipation était un symptôme forcé de la contracture ?

5° Le flux sanguin, dit hémorrhoïdal, est un des symptômes manifestes de la contracture. Et d'abord, il n'a lieu le plus souvent que pendant la défécation, et à ce moment il revêt tous les signes de son origine. Quand la contracture est permanente, et que par conséquent la tension est constante dans les varices, il s'écoule régulièrement par gouttes plus ou moins grosses, et à intervalles plus ou moins rapprochés. Si au contraire, la contracture du sphincter est intermittente, le sang coule par jet saccadé, simulant le jet artériel ; c'est même une des causes qui avait fait croire à la nature artérielle des hémorrhoïdes.

Il peut arriver que le flux sanguin se produise en dehors de la défécation, pendant une promenade, je suppose, mais là encore, il est sous la dépendance de la contracture des sphincters.

6° Me faut-il expliquer que la procidence des hémorrhoïdes internes, et le gonflement du bourrelet des hémorrhoïdes externes, sont des symptômes de la contracture?

Cette turgescence des varices ano-rectales s'opère progressivement, pendant tout le temps que dure la défécation, c'est-à-dire pendant que les divers plans musculaires sont en contraction. Chaque nouvel effort provoqué par le ténesme anal, enraye davantage la circulation de retour, et favorise l'engorgement des tumeurs, et leur procidence par les mécanismes indiqués au chapitre III.

La muqueuse elle-même, après avoir servi à l'ampliation des varices, finit par prolaber dans une certaine limite, et donne à l'anus, l'aspect du rectum d'un cheval qui se vide.

7° L'acte de la défécation demande aussi un certain temps pour s'accomplir, à cause des efforts réitérés d'expulsion, vrais ou faux. Vrais par suite de la constipation habituelle, et des obstacles mécaniques situés sur le passage des matières fécales ; faux par suite de ce besoin incessant d'expulser, de ce ténesme anal, dont j'ai déjà parlé.

8° L'intestin une fois exonéré des matières fécales qu'il contenait, la procidence et la turgescence dés hémorrhoïdes persistent plus ou moins longtemps, et nécessitent même diverses manœuvres de taxis, sur lesquelles je reviendrai à propos du traitement.

Les symptômes propres aux deux dernières variétés sont :

La *douleur* et la *fissure*.

1° La douleur est une sensation de brûlure, qui naît quelques instants après que le malade est allé à la garde-robe. Cette douleur brûlante devient de plus en plus intense. Elle présente des caractères complexes : à la sensation d'un fer rouge passé dans le rectum, se joignent des spasmes vésicaux et urétraux très-pénibles, des lancées, des battements dans la région anale, avec des constrictions spasmodiques du sphincter, comparées par le patient à des coups de tenaille. Quelquefois la syncope vient compléter cette scène. L'atrocité de ces douleurs diminue avec la réduction de la procidence ; mais un état de souffrance plus ou moins grand n'en persiste pas moins pendant plusieurs heures, et même durant une journée entière. Aussi le retour d'une nouvelle garde-robe est-il appréhendé avec horreur par le malade, qui combine tous les actes de sa vie en vue de ce seul moment.

2° La fissure est une ulcération superficielle, généralement allongée, et située dans un des plis de la muqueuse anale. Elle présente, au reste, les divers caractères décrits par tous les auteurs qui ont traité de la fissure proprement dite.

Je n'insisterai donc pas davantage.

Comme on a pu s'en convaincre, tous les symptômes qui précèdent s'expliquent par la contracture des plans musculaires du rectum. Et s'il fallait étayer par des preuves nouvelles cette assertion, je n'aurais qu'à rappeler l'influence heureuse de certains médicaments anti-spasmodiques, tels que : l'éther, le chloroforme, le laudanum, la belladone, le brômure de potassium, l'iodoforme, les bains tièdes prolongés, l'eau froide, etc., qui n'agissent tous qu'en relâchant les sphincters et en permettant la réduction de la procidence. Ajouterai-je que l'état d'affaissement qui accompagne l'orgasme vénérien a le même résultat.

CHAPITRE VI

TRAITEMENT DES HÉMORRHOÏDES

J'arrive maintenant au traitement des hémorrhoïdes.

Je les diviserai en trois grandes classes :

1° Les hémorrhoïdes *indifférentes;*

2° Celles qui ne le sont plus, et que j'appellerai *intolérables;*

3° Les hémorrhoïdes *dangereuses* ou à supprimer.

Ire CLASSE. Il n'y a pas lieu de s'occuper longuement ici des premières.

Combattre la constipation, par un régime plutôt que par des remèdes; quelques grands bains contre la contracture soupçonnée. Un taxis modéré, et surtout la compression, seront des moyens bien suffisants à opposer à cette affection, en somme toute bénigne.

IIe CLASSE. Les hémorrhoïdes peuvent être devenues *intolérables :*

1° Par des attaques répétées d'hémorrhoïdes ;

2° Par une difficulté plus ou moins grande dans la réduction de la procidence, mais sans trop de douleur ni d'hémorrhagie ;

3° Par des hémorrhagics fréquentes ou abondantes ;

4° Par une sphinctéralgie simple ;

5° Par une sphinctéralgic fissurale.

Contre cette classe d'hémorrhoïdes, je préconiserai trois moyens que je considère comme réellement efficaces :

1° La compression ;

2° Le taxis ;

3° La dilatation forcée des sphincters de l'anus.

IIIe CLASSE. Enfin, contre les hémorrhoïdes *dangereuses* ou à supprimer par suite d'hémorrhagies graves, ou de dégénérescences ulcéreuse, cancéreuse, etc., le chirurgien aura le choix entre une foule de moyens radicaux retranchant les varices, aux premiers rangs desquels il faut placer la cautérisation au fer rouge, et la galvano-caustie, mais avec les modifications qu'y ont apportées Verneuil, Richet, Guersant, Henry Smith et H. Lée.

CHAPITRE VII

DE LA COMPRESSION ET DU TAXIS
HÉMORRHOÏDAIRES

Après avoir dit quelques mots du traitement en général des hémorrhoïdes, on me permettra de revenir
et d'insister sur les trois moyens que j'ai conseillés
contre *les hémorrhoïdes intolérables.*

DE LA COMPRESSION

Très-peu d'auteurs en font mention, et pourtant
elle constitue un mode de traitement aussi rationnel
qu'efficace. Le besoin de compression est instinctif
chez l'hémorrhoïdaire. Vous voyez, en effet, ce dernier rechercher pour s'asseoir l'angle d'une chaise, ou
en marchant, soutenir son périnée avec sa canne, sur
le travers de laquelle il s'assied en quelque sorte.

La compression, ai-je dit, est un moyen rationnel,
car elle s'adresse aux varices elles-mêmes, et à la
contracture simple ou dolente. Non-seulement elle.

dégorge les tumeurs variqueuses et facilite le reflux du sang dans les veines supérieures, mais en soutenant le plancher ano-périnéal, elle prévient la stase sanguine, neutralise les contractions du sphincter et calme le ténesme et la douleur de la sphinctéralgie. Comment la compression agit elle dans ce cas? Est-ce en immobilisant le sphincter ? Est-ce en le déformant par la propulsion qu'elle lui fait subir? Toujours est-il que c'est un des meilleurs moyens que je connaisse pour soulager les hémorrhoïdaires et leur permettre de vaquer à leurs occupations.

La compression peut se faire de différentes manières, soit en accumulant des tampons de coton ou un vieux foulard dans l'infundibulum ischio-rectal, et maintenant le tout avec une bande en T, en toile ou en caoutchouc mince. Soit en faisant usage des appareils contentifs ou ceintures anti-hémorrhoïdales de Charrière ou de Fichot, de Paris. Je dois dire ici que l'appareil de Fichot, léger et bien compris, m'a rendu, en y ajoutant des bretelles, les plus grands services.

DU TAXIS

Lorsque le prolapsus hémorrhoïdal est lentement, et difficilement réductible, il faut avoir recours au taxis. Chaque malade a sa petite manœuvre, plus ou moins bonne, puisqu'elle réussit, mais qui gagnerait certainement à être plus rationnelle.

Disons tout d'abord, que le moyen indiqué par les auteurs classiques, c'est-à-dire l'introduction de l'index dans le rectum, et le refoulement des hémorrhoïdes au-dessus du sphincter, n'est pratique que pour le médecin, tandis qu'il est fort incommode pour le malade. De plus, il ne s'adresse qu'aux hémorrhoïdes internes.

Ces dernières peuvent être réduites de trois manières :

Le malade étant couché sur le côté droit pratique le refoulement avec son index gauche, bien enduit de cérat, et ayant l'ongle abrasé.

Ou bien, comme tout le monde n'a pas le doigt chirurgical ou aristocratique, on peut remplacer le contact rude de ce dernier, par une baguette de verre, du volume de l'index, et dont un des bouts est arrondi et mousse ; celle-ci fait l'office de refouloir. Une sonde dilatatrice rectale rendrait le même service.

D'autrefois, j'ai conseillé aux malades de se placer dans la position suivante :

La région sacro-coccygienne reposant sur le bord d'un plan résistant, le patient doit élever la région anale en arc-boutant ses deux jambes contre un mur, et aussi haut qu'il le peut. Dans cette position déclive du siége, on voit les hémorrhoïdes internes rentrer assez facilement, et franchir les deux sphincters.

Quant aux hémorrhoïdes externes, qui forment souvent un bourrelet circulaire volumineux et très-sensible, voici le taxis modéré et méthodique que je conseille :

Le sujet étant couché sur le côté droit, la jambe droite étendue, et la cuisse gauche fléchie sur le bassin, essuyer avec précaution les hémorrhoïdes, et débarrasser leur surface cutanée du mucus qui la rend trop glissante. Puis, avec l'extrémité des doigts de la main gauche embrasser le bourrelet hémorrhoïdal, et exercer sur lui une pression lente, mais progressive, destinée à en opérer le dégorgement. Puis, rapprocher petit à petit les doigts en cône et combiner, avec la pression, des mouvements de propulsion vers le sphincter, mais avec des alternatives correspondant au relâchement de ce muscle. En effet, à chaque mouvement inspiratoire, vous sentez le sphincter externe se resserrer. Ne luttez pas de force avec lui, vous ne feriez qu'accroître la douleur et la contracture. En outre à ce moment, l'agrandissement de la cage thoracique refoule les viscères abdominaux et apporte une certaine gêne à la circulation veineuse inférieure, ce qui ne favorise ni la déplétion des hémorrhoïdes, ni leur rentrée.

Pendant l'expiration, au contraire, l'inverse se produit, et vous avez la sensation d'un certain degré de relâchement du sphincter.

C'est de cette accalmie qu'il faut savoir profiter, pour cette manœuvre de propulsion douce et saccadée dont j'ai fait mention.

CHAPITRE VIII

DE LA DILATATION FORCÉE DES SPHINCTERS DE L'ANUS

Dans ma proposition VIII, j'écrivais : « Il suffit d'attaquer le spasme pour soulager, améliorer et même guérir les hémorrhoïdes. Tous les autres moyens ne sont que des palliatifs impuissants, hormis, bien entendu, ceux qui suppriment les varices elles-mêmes. »

Cette proposition est la conclusion rigoureuse de tout ce qui précède.

Pour attaquer le spasme, quel moyen avons-nous de plus efficace et de plus innocent que *la dilatation forcée?* — Je n'hésite pas à répondre : aucun.

Mais il est bon de s'entendre sur ces mots *dilatation forcée*, devenus pour ainsi dire un terme générique, désignant plusieurs procédés qui sont loin d'avoir la même valeur thérapeutique.

Je ne parlerai pas de la dilatation graduelle, à l'aide des mèches ou des bougies, préconisée par Béclard,

Velpeau, Copeland, Marjolin et A. Dubois. C'est une méthode longue, horriblement douloureuse et inefficace. Pour obtenir un résultat sérieux, il faut arriver à la dilatation complète des sphincters en une seule séance. C'est à cette méthode qu'on a donné le nom de *dilatation forcée.*

Ce résultat peut être atteint par des moyens dits de douceur. Cette école a à sa tête les pères mêmes de la méthode, Récamier, Maisonneuve et Monod. D'autrefois, on a recours à une dilatation brusque, violente et instantanée. Ce procédé, qui reflète les idées absolues de Boyer sur le traitement de la fissure, est encore en vigueur de nos jours.

Enfin, pour être complet, ajoutons que quelques chirurgiens ont remplacé dans ces deux méthodes l'instinct des doigts, si je puis m'exprimer ainsi, par l'instrument.

Allons maintenant au fond de chacune de ces méthodes, toutes décorées du même nom, et confondues, même par des auteurs classiques.

La dilatation de Récamier date de 1838. Elle eut l'honneur de détrôner le traitement par trop radical de Boyer ; et c'est peut-être, grâce à elle, que les idées du maître ont pris définitivement racine dans la chirurgie.

Le procédé de Récamier se composait de la dilatation lente et graduée du sphincter, et du massage cadencé de ce dernier entre le pouce et les autres doigts servant de soutien. Ces manœuvres réclamaient de la douceur et une certaine lenteur dans leur exécution.

Cette méthode tomba malencontreusement dans l'oubli, si bien qu'Alphonse Guérin a pu écrire dans son *Manuel de médecine opératoire* (1864) :

« M. Récamier a recours à la dilatation violente et instantanée. Ce procédé est bien simple : Introduisant dans l'anus les deux doigts indicateurs, de manière que leurs faces dorsales soient en contact, et les écartant violemment, on rompt tout d'un coup la corde formée par le sphincter contracturé. »

Ce procédé peut être celui de M. A. Guérin, mais à coup sûr, il n'a jamais été celui de Récamier.

En 1847, Maisonneuve substitua au massage cadencé de Récamier, la simple dilatation avec deux doigts seulement, les deux index, qui, introduits avec douceur dans le rectum, s'écartent progressivement et lentement pour en pratiquer l'extension, soit dans le sens antéro-postérieur, soit suivant le diamètre bi-ischiatique, si la première manœuvre est jugée insuffisante.

Au mois de mai 1849, Monod développa les idées de Maisonneuve au sein de la Société de chirurgie. Le procédé opératoire de Monod est décrit dans tous ses détails par Lepelletier. Il me paraît inutile de le rééditer ici. Ce que je tiens seulement à faire constater, c'est que les novateurs de la dilatation forcée ont tous usé de moyens dits de douceur pour y arriver. C'est qu'ils ne recherchaient pas, et Monod insiste sur ce point, la déchirure du sphincter.

Mais il en fut de la dilatation comme du taxis herniaire, chacun voulut la modifier à sa guise, suivant des idées préconçues ou mal fondées. Telle fut l'origine de la dilatation violente et brusque, avec rupture désirée, sinon toujours obtenue, des fibres sphinctériennes.

En décrivant bientôt le procédé, auquel je donne la préférence, j'aurai occasion de revenir sur ces diverses méthodes.

Les quelques généralités qui précèdent permettront d'apprécier plus judicieusement les services que peut rendre tel ou tel procédé dans le traitement de l'affection hémorrhoïdale.

En préconisant la dilatation forcée contre les varices ano-rectales et leurs complications, quel but nous proposons-nous ? Celui d'annihiler, de supprimer la cause première des hémorrhoïdes et de leurs symptômes, c'est-à-dire la contracture sphinctérienne. Pour arriver à ce résultat, pas n'est besoin d'un traumatisme violent sur des tissus déjà prédisposés à la phlogose. L'expérience a prouvé que la simple élongation des fibres contracturées suffit à en prévenir la rétraction pour un temps plus ou moins long. Si cette élongation, cette dilatation a été suffisante, la déchirure des fibres musculaires est complétement inutile ; elle est même dangereuse. Mais, disons-le de suite, elle est fort difficile, pour ne pas dire impossible à obtenir, et cela malgré toute la bonne volonté qu'y met l'opérateur.

Pourquoi dès lors, pour atteindre un but très-aléatoire, recourir à des manœuvres intempestives, à cette dilatation brusque, violente et instantanée dont j'ai parlé? Vous n'arriveriez pas à rupturer le sphincter, mais vous contusionneriez fortement des tissus morbides que vous devez ménager. Vous risqueriez de déchirer des veines malades, de les enflammer, de favoriser peut-être un épanchement sanguin, une suppuration locale, ou la migration d'un caillot ; toutes choses contre lesquelles vous devez être en garde.

Aussi n'avez-vous le choix qu'entre les procédés dits de douceur.

Voici le manuel opératoire que je conseille :

Comme soins préliminaires, le malade doit être à jeun, et avoir le colon parfaitement vide.

La nécessité de l'anesthésie préalable est indiscutable. Elle supprime la douleur, prévient la syncope par action réflexe des nerfs sensitifs de l'anus sur les nerfs d'arrêt du cœur. En outre, elle facilite la dilatation ; mais il faut pour cela que l'anesthésie soit poussée assez loin, car les sphincters sont les derniers muscles de la vie de relation influencés par les agents anesthésiques. C'est pour cela que je recommande l'emploi de l'éther sulfurique, comme moins dangereux, à cause de la longueur forcée de l'opération ; à cause du sommeil à fond qu'il faut obtenir, et aussi parce qu'il prédispose moins aux syncopes que le chloroforme.

Le sujet, étant profondément endormi, est placé le siége reposant sur le bord du lit, les jambes fléchies sur les cuisses, et celles-ci maintenues écartées par deux aides. Le chirurgien introduit avec précaution dans le rectum l'index de la main gauche préalablement bien cératé, et s'efforce d'atteindre et de dépasser la limite supérieure du sphincter interne. Alors il retourne la face palmaire du doigt vers le coccyx, embrassant ainsi la partie postérieure des deux sphincters dans une espèce de crochet formé par son indicateur recourbé. Même manœuvre, mais en sens inverse, avec l'index de la main droite.

Il écarte alors doucement et progressivement les doigts en sens opposé, suivant le diamètre coccy-pubien, mais sans pourtant arriver aux plans osseux. Il répète la même manœuvre dans le sens du diamètre bi-ischiatique, puis suivant les diamètres intermédiaires. Chaque fois il maintient pendant une demi-minute ou une minute l'allongement des fibres musculaires. Cette première phase de l'opération a déjà produit un certain degré de dilatation, mais qui n'est point suffisant, car vous sentez vite les fibres se rétracter.

Le chirurgien, sans sortir les doigts du rectum, et même en leur adjoignant les deux médius, répète alors les mêmes manœuvres d'élongation, mais en les portant plus loin.. Si ses doigts sont fatigués il peut les

remplacer par les deux pouces. Enfin après trois ou
quatre séries de dilatations, qui toutes doivent être
douces, lentes, mais progressives, il arrive à appuyer
la pulpe de ses doigts contre les plans osseux qui limi-
tent les deux diamètres antéro-postérieur et bilatéral.
Il éprouve alors la sensation d'une résistance vaincue.
Cette sensation est typique. Ce n'est point la sensation
de déchirure, il n'y a pas de craquement perçu par les
doigts, mais une sensation que j'essaierai de caracté-
riser en la comparant à celle que vous donnerait un
anneau de gomme élastique que vous dilateriez après
l'avoir chauffé ; il serait extensible, mais plus rétrac-
tile.

Il en est de même pour les sphincters, ils se lais-
sent dilater jusqu'à une certaine limite, au delà de
laquelle ils perdent momentanément une de leurs pro-
priétés, la rétractilité.

Dilatés jusqu'aux plans osseux du bassin ils n'accompagnent plus vos doigts ramenés vers le centre du
rectum. Ce dernier lui-même est alors béant et
laisse voir les nombreux plis de sa muqueuse d'un
rouge vif.

Autant que possible cette dilatation doit être obtenue
sans une goutte de sang, et d'une façon lente et progressive.

L'élongation ultime doit elle-même être maintenue
une ou deux minutes, et à plusieurs reprises. C'est,
pour moi, la manœuvre qui doit remplacer le massage

de Récamier, qui aurait le tort de pétrir et de broyer des tissus déjà trop disposés à s'enflammer.

Aussi dans mes premières propositions, quand j'ai dit : opération de Récamier, c'était en opposition à l'opération de Boyer ; c'est-à-dire que j'avais en vue dans ma pensée la *dilatation* opposée à la *section* du sphincter.

Quelques chirurgiens ont substitué à la dilatation digitale la dilatation instrumentale. Ils se servent de l'instrument à élargir les gants, du spéculum bivalve, du spéculum utéri d'Ambroise Paré, etc.

J'ai utilisé moi-même au début le spéculum d'Ambroise Paré, mais je lui fais les reproches suivants :

Pour obtenir une dilatation suffisante, il faut maintenir sa base fortement appuyée contre l'anus, et alors on a tout à craindre de son extrémité qui est très-longue, et qui peut aller contusionner, et même déchirer le rectum, précisément où Simon a constaté, dans ses expériences de dilatation, que les déchirures étaient le plus faciles.

En outre il a le tort grave comme tous les autres instruments de ne pouvoir suppléer au tact si intelligent des doigts. Qu'on l'utilise pour des cas de fissure, passe encore, mais pour une dilatation sur une région atteinte de varices, plus ou moins friables et prédisposées à la phlébite, c'est ce que je ne conseille pas.

Avec les doigts au contraire vous *verrez* ce que vous faites, vous aurez la notion exacte de la force à développer proportionnellement à la résistance; vous vous rendrez compte de ses effets immédiats, vous serez sûrs *de dilater les deux sphincters à la fois, l'externe et l'interne, condition sine quâ non du succès.*

Si vous trouvez des hémorrhoïdes internes pendantes au-dessous du sphincter interne, vous éviterez, autant que possible, de les comprimer entre votre doigt et le cordon musculaire. Vous ferez porter la dilatation sur un point intermédiaire à ces paquets variqueux. En un mot, vous agirez avec prudence et circonspection, surtout, si vous opérez au moment d'une attaque violente d'hémorrhoïdes.

Bien que je connaisse des faits précis où, même pendant une crise d'étranglement, la dilatation forcée a eu plus tard d'excellents résultats, sans le moindre inconvénient au moment de l'attaque, je serais porté à conseiller de faire l'opération en deux fois. Au moment de la crise, se contenter de faire bénéficier le patient d'une dilatation prudente et modérée, tout en étant suffisamment efficace contre les symptômes du moment. Puis réserver pour plus tard une opération plus complète, dirigée alors contre l'affection hémorrhoïdaire elle-même.

Les suites immédiates de l'opération sont fort simples. Une douleur contuse assez forte, mais que les opérés préfèrent à celles de la sphinctéralgie; quelquefois un peu de dysurie, voilà ce qu'on constate dans les deux ou trois premières heures qui suivent la

dilatation, si elle a été faite avec les précautions indiquées. Quelques compresses mouillées sur l'anus suffisent comme pansement.

Si au contraire le chirurgien a cherché à rupturer
le sphincter, par une dilatation brusque, violente
et instantanée, la scène change du tout au tout.
Il y a un peu d'écoulement sanguin par l'anus, le
pourtour de ce dernier est ecchymosé, et le sang
s'extravase de proche en proche. Puis surviennent
assez rapidement des douleurs violentes, parfois même
atroces, avec une dysurie très-pénible qui durent
de cinq à huit heures. La glace appliquée *loco dolenti*
ne parvient pas à calmer ces horribles souffrances.
Seule la compression paraît avoir quelque efficacité.

Quant aux suites prochaines, elles sont d'une simplicité surprenante.

Le lendemain ou le surlendemain, le malade sent le
besoin d'aller à la garde-robe, et comme cette perspec-
tive l'effraie beaucoup, il s'y prépare avec appréhension. Faites-lui prendre alors un lavement émollient, et recommandez-lui de se lever du siége aussitôt
que le lavement aura été évacué, car la défécation
s'opère en bloc, et en un temps; et si le malade, qui
n'a pas eu conscience du passage des matières, pousse
tant soit peu, comme il en a du reste depuis longtemps
l'habitude, il ne réussit qu'à faire prolaber sa muqueuse rectale. Il faut l'avertir de cette particularité.

Il est alors tout étonné de ne point avoir souffert davantage, et son prolapsus se réduit de lui-même. Enfin au bout de cinq ou six jours les malades peuvent se lever et reprendre leurs occupations.

Ils sont guéris d'abord des symptômes fâcheux de leurs hémorrhoïdes, et plus tard de leurs varices elles-mêmes.

Revenons maintenant sur chacun des bienfaits de la dilatation, et examinons en détail quelle est son action sur cet ensemble de symptômes, cortége forcé des hémorrhoïdes. Cette analyse sommaire nous fera mieux comprendre le mode de guérison de l'affection elle-même.

Douleur. — Le symptôme douleur, si constant et si varié dans son intensité, qu'il provienne de la phlébite, de l'étranglement, de la sphinctéralgie simple ou fissurale, est directement influencé par la dilatation, qui, en faisant disparaître la contracture, supprime non-seulement les symptômes inhérents à cette contracture, mais encore ceux qu'elle tient sous sa dépendance plus ou moins immédiate, tels que la stase sanguine, la congestion, l'inflammation, l'étranglement secondaire, etc., etc., toutes sources de douleur.

Hémorrhagies. — Je ne veux pas parler ici du flux bienfaisant, auquel je ne crois pas. Il constituerait une classe d'hémorrhoïdes *désirables*, que je n'ai pas admise dans ma division. J'ai en vue ces hémorrhagies fréquentes, voire même quotidiennes, qui finissent à la longue par épuiser le malade, et contribuent à lui donner ce masque typique de l'hémorrhoïdaire, sur lequel on lit :

L'épuisement nerveux par la douleur ;

L'épuisement sanguin par l'hémorrhagie ;

L'épuisement moral par le découragement.

Un œil exercé ne s'y trompe pas, car la cachexie hémorrhoïdaire a aussi son facies.

Le mode de guérison de l'hémorrhagie est facile à saisir ; l'étranglement, cause de la stase et de la congestion veineuses, étant supprimé, la circulation, de retour se rétablit et ces raptus hémorrhagiques n'ont plus leur raison d'être. Ajoutez à cela la prompte réfection de la masse sanguine, l'amélioration de l'état général, et vous aurez le pourquoi de la cessation des hémorrhagies.

Procidence. — La procidence passagère due à la défécation, ou la turgescence plus ou moins permanente, due à la contracture, disparaissent aussi rapidement à la suite de la dilatation. Les efforts de défécation n'étant plus nécessaires pour vaincre la résistance des sphincters, la procidence ne se reproduit pas ou très peu. De son côté l'étranglement des varices étant levé, leur turgescence diminue de plus en plus, pour être remplacé par l'affaissement et la flaccidité. Avec la turgescence disparaît aussi le ténesme, et ce besoin instinctif de compression, sans laquelle le malade ne peut faire un pas.

Irréductibilité. — Il en est de même pour la difficulté de réduction du prolapsus. Elle n'a plus sa raison d'être, puisque le seul obstacle qui s'y opposait, le resserrement spasmodique des sphincters, n'existe plus.

Quelquefois cependant il y a encore un peu de procidence, qui nécessite un léger taxis après chaque garde-robe. Mais, disons-le tout de suite, cela ne constitue plus une infirmité, mais une incommodité tolérable et passagère, qui au reste diminue de jour en jour.

Constipation. — La constipation s'améliore d'abord et finit aussi par disparaître, parce que sa cause, la contracture, a disparu, et que le malade, ne souffrant plus et n'appréhendant plus chaque garde -robe, régularise son genre de vie, son régime et ses selles.

Sphinctéralgie. — Quant à la sphinctéralgie simple ou fissurale, elle guérit comme dans les cas ordinaires, où elle n'est pas compliquée d'hémorrhoïdes.

État général. — L'état général ne tarde pas à ressentir les bons effets de l'amélioration locale. Les sujets sont plus gais, reprennent peu à peu leurs occupations premières ; l'appétit et la digestion deviennent meilleurs. Enfin au bout d'un temps assez rapide, vous constatez chez eux une véritable transformation.

Guérison des hémorrhoïdes. — Enfin l'affection elle-même guérit, plus ou moins radicalement, et dans un espace de temps plus ou moins long, parce que la cause qui l'avait produite, et les complications qui l'entretenaient ayant peu à peu disparu, elle suit elle-même un processus rétrograde jusqu'à sa propre disparition.

Ce résultat est-il durable ?

Une affirmation trop absolue serait encore prématurée. Jusqu'ici je n'ai pas constaté de récidive sur les malades que j'ai pu observer. De son côté M. Verneuil paraît croire à la durée du résultat obtenu.

Néanmoins il ne serait pas impossible de rencontrer, après un laps de temps plus ou moins long, quelques rares exemples de récidive.

Mais je n'hésite pas à le dire, cette considération ne doit point effrayer le malade, ni arrêter le chirurgien.

Le traitement des hémorrhoïdes par la dilatation, telle que je la conseille, est si simple et si innocent, que la nécessité plus ou moins aléatoire d'une nouvelle opération ne doit point être un motif d'exclusion pour le procédé.

CHAPITRE IX

OBSERVATIONS

Pour ne point surcharger de faits similaires ce travail déjà trop long, je me bornerai à citer quelques observations inédites, rappelant les phases diverses de la question, avant d'en arriver à la formule actuelle du traitement.

J'engage mes Confrères à corroborer leur opinion par la lecture des intéressantes observations de M. le professeur Verneuil (thèse du docteur Cristofari, 1876), et je ne doute pas que bientôt le traitement des hémorrhoïdes par la dilatation forcée, ne s'étaye sur un faisceau d'observations indiscutables, qui lui assurera une légitime vulgarisation dans la pratique chirurgicale.

OBSERVATION I

Hémorrhoïdes compliquées de fistule anale. — Section du sphincter. — Guérison.

M. X..., trente-cinq ans, tempérament bilieux, est atteint depuis plusieurs années d'hémorrhoïdes externes douloureuses et saignantes. Les crises de phlébite et d'étranglement se succèdent à des intervalles asséz rapprochés. Une d'elles se termine par un abcès péri-anal, suivi lui-même d'une fistule complète, dont l'orifice interne remonte au-dessus du sphincter.

En 1872, opération. Anesthésic par l'éther, incision du trajet fistuleux dans toute sa longueur et section complète du sphincter externe ; hémorrhagie immédiate très-difficile à arrêter.

Suites régulières.

Au bout de vingt jours, le trajet fistuleux est complétement cicatrisé.

Les hémorrhoïdes, qui étaient habituellement turgides, sont flasques et affaissées. Les selles sont faciles, non douloureuses et sans congestion des varices, qui finissent par disparaître complétement.

Pas de récidive à ce jour.

OBSERVATION II

**Hémorrhoïde externe et fissure anale — Dilatation forcée.
Guérison.**

Mme X..., trente ans, d'une taille petite, avec bassin vicié ayant nécessité une céphalotripsie, il y a douze ans environ. En 1868, fissure anale et hémorrhoïde externe solitaire.

Après plusieurs mois de médications inefficaces par la ratanhia, la belladone, voire même par la dilatation graduelle avec des mèches et un pessaire de caoutchouc, en forme de violon, construit pour la circonstance, je soumets cette malade à la dilatation forcée.

Anesthésie préalable avec l'éther ; la patiente est couchée sur le côté dans la position de l'opération de la fistule à l'anus. Je procède alors à la dilatation forcée au moyen du *speculum uteri* d'Ambroise Paré, dont la base est fortement appliquée contre l'anus pour obtenir le maximum de dilatation possible.

La fissure est ensuite cautérisée au nitrate d'argent. — Douleurs assez vives après l'opération, suites régulières. La malade se lève au bout du huitième jour, complétement guérie de sa fissure.

J'ai su plus tard que son hémorrhoïde avait complétement disparu. J'ai revu cette opérée, il y a quelques mois, et elle m'a confirmé ce résultat.

OBSERVATION I·II

**Hémorrhoïdes externes, vaste abcès périrectal.
Dilatation forcée des sphincters de l'anus. — Guérison de l'abcès
et des hémorrhoïdes.**

Mme X..., trente-quatre ans, tempérament lymphatico-sanguin, est atteinte depuis plusieurs années d'hémorrhoïdes externes, suites de grossesses.

Le bourrelet se compose de cinq boutons assez bien délimités. Chaque selle s'accompagne de douleur et d'écoulement sanguin, et la turgescence des varices est à peu près permanente.

Fréquentes attaques d'hémorrhoïdes. Il y a près de trois ans, crise plus grave. Tout le bourrelet est pris de phlébite et de péri-phlébite qui se termine par suppuration. La malade refuse toute intervention chirurgicale, croyant avoir affaire à une attaque ordinaire. L'abcès gagne la fosse ischio-rectale, et, quand au troisième jour je parviens à l'inciser, je trouve le rectum décollé assez haut à gauche. Je fais un large débridement et maintiens des cataplasmes de farine de lin jusqu'à la résolution de l'inflammation.

Puis, je cherche à faire cicatriser le foyer, de la profondeur à la surface, en bourrant la cavité de l'abcès avec de la charpie sèche, puis imbibée d'alcool camphré, et en plaçant en outre une grosse mèche dans le rectum, de manière à assurer une certaine immobilité de l'organe.

Malgré le repos absolu au lit, et ces pansements méthodiques que je fais moi-même, je n'obtiens aucun résultat satisfaisant ; la cavité de l'abcès se comble bien par les bourgeons charnus, mais ceux-ci ne s'agglutinent pas. Les cautérisations répétées au nitrate d'argent, à la liqueur de Villate (aux trois sulfates), ne sont pas plus efficaces.

Un fait attire alors mon attention. Plusieurs fois les mèches avaient été expulsées spontanément. En examinant la région anale, je constatai *de visu* que l'anus était le siége de spasmes manifestes. C'est au mouvement incessant des sphincters que j'attribuai dès lors le non -

recollement du foyer de l'abcès. Pour le faire cesser et immobiliser le rectum, je pratiquai, après anesthésie, la dilatation forcée avec les doigts, mais avec de grands ménagements.

A partir de ce moment, la cicatrisation marcha rapidement et ce vaste foyer se tarit en un temps relativement court. L'ensemble du traitement avait duré du 14 février 1874 à fin avril de la même année. La malade était guérie. Mais, ce que je n'appris que plus tard, ce fut la disparition des hémorrhoïdes qui avaient bénéficié de la dilatation, faite dans un tout autre but.

La phlébite ne concourut pas à ce résultat, car, malgré la suppuration péri-phlébitique, il n'y eut pas d'oblitération veineuse. Les varices ano-rectales se congestionnaient sous l'influence du spasme et de la compression que j'exerçais avec les tampons et les mèches.

OBSERVATION IV

**Hémorrhoïdes externes. — Sphinctéralgie simple.
Dilatation forcée. — Guérison.**

A l'armée de l'Est (1870-71), je fus atteint d'une dyssenterie grave, qui, jointe à la fatigue du cheval, m'amena successivement plusieurs attaques d'hémorrhoïdes, puis me laissa finalement un bourrelet hémorrhoïdal externe et circulaire.

Depuis cette époque, constipation habituelle, garde-robes longues et pénibles. Congestion de plus en plus forte des varices dont la réduction est très-difficile.

Chaque selle est accompagnée d'un écoulement sanguin assez abondant. Ces symptômes s'accentuent davantage, et, vers le milieu de l'année 1874, je commence à ressentir des douleurs vives après chaque garde-robe. Celles-ci prennent rapidement tous les caractères des douleurs fissurales, et acquièrent bien vite un tel degré d'acuïté, qu'en leur donnant l'épithète d'atroces, je reste bien au-dessous de la vérité. Avec elles, les hémorrhagies augmentent, et je ne tarde pas à en ressentir les fâcheux effets.

Bref, après avoir épuisé tout ce que les investigations intéressées d'un médecin peuvent trouver en remèdes, et, ne songeant qu'à la fissure, je prie le docteur Berne de bien vouloir m'examiner. Il n'aperçoit aucune trace de gerçure, malgré un prolapsus notable de la muqueuse anale. Néanmoins, comme cette fissure est toujours soupçonnée et que la contracture est manifeste, je réclame l'opération, qui m'est pratiquée, le 3 juin 1875, par MM. les docteurs Berne et Gayet.

Après anesthésie par l'éther, je subis une dilatation forcée avec les doigts, mais brusque et énergique, dans le but de rupturer les fibres du sphincter.

Le docteur Berne a manifestement la sensation d'une déchirure. Pour s'assurer que la dilatation est aussi complète que possible, le docteur Gayet pratique à son tour l'élongation dans les deux sens. Léger écoulement sanguin pendant l'opération.

A mon réveil, douleurs violentes qui durent huit heures, avec dysurie et strangurie. La glace appliquée contre l'anus est mal tolérée; seule, la compression paraît procurer un peu de soulagement. Enfin, les douleurs se calment peu à peu.

Le surlendemain, première garde-robe presque pas douloureuse, mais qui s'opère en bloc avec un certain degré de prolapsus de la muqueuse. Turgescence moindre du bourrelet hémorrhoïdal et réduction facile par le taxis; pas d'hémorrhagie. Je puis me lever dès le deuxième jour et reprendre mes occupations au bout d'une semaine.

Depuis cette époque, je n'ai plus eu une seule hémorrhagie; je ne souffre plus, je n'ai plus cette appréhension d'aller à la garde-robe, cauchemar perpétuel des hémorrhoïdaires. Le bourrelet hémorrhoïdal, qui était très-volumineux, diminue de jour en jour, et c'est seulement une sensation passagère de gêne qui accompagne les garde-robes pendant quelques minutes. La turgescence n'est que momentanée et se réduit très facilement. En un mot, je me considère comme guéri.

OBSERVATION V

Hémorrhoïdes externes compliquées de contracture, puis de fissure. Dilatation forcée. — Guérison.

Mme X..., vingt-trois ans, tempérament nerveux, voit

apparaître, en 1874, pendant une grossesse, des hémorrhoïdes externes qui persistent après l'accouchement,
en juillet 1874. Depuis cette époque, les garde-robes
deviennent difficiles et douloureuses, mais la malade
refuse tout examen. Les suppositoires à l'iodoforme et
du brômure de potassium à l'intérieur, ne produisent
aucune amélioration. Au mois d'août 1875, les douleurs étant devenues intolérables, la malade se décide
à subir un premier examen. Je constate une contracture violente des sphincters, mais ni le doigt, ni le
speculum ani ne me révèlent de fissure. Je conseille
l'opération, qui est refusée, puis finalement acceptée
le 28 octobre.

A cette date, les douleurs sont si vives, et la contracture si intense, que le toucher rectal est impossible.
Je découvre néanmoins, en écartant les plis radiés de
l'anus, une petite fissure, qui s'est développée depuis
mon premier examen. Les hémorrhoïdes sont conges-
tionnées.

La malade est endormie par l'éther, et je procède à
la dilatation forcée au moyen des doigts. Satisfait du
résultat que j'avais obtenu pour moi-même, et encore
guidé par cette idée qu'il faut arriver à la rupture du
sphincter, je fais une dilatation brusque dans les deux
sens antéro-postérieur et transversal. Je ne perçois
pas de craquement, mais la sensation dont j'ai parlé. Je
répète deux fois ces mêmes manœuvres. L'anus reste
béant, laissant voir sa muqueuse plissée et fortement in-

jectée. La fissure saigne, et au-dessous du clitoris je constate une ecchymose violacée. Les varices sont turgescentes.

La malade est reportée dans son lit. A son réveil, douleurs violentes et dysurie, qui m'obligent à rester quatre heures auprès de l'opérée. Suppositoires de glace et compression.

Les douleurs se calment vers le soir, et la malade peut reposer quelques heures. Le lendemain, l'ecchymose sous-clitoridienne s'est étendue, les hémorrhoïdes sont encore turgides.

La malade va à la garde-robe dans l'après-midi ; selle facile en bloc, avec légère cuisson.

Les jours suivants, amélioration rapide. La fissure est cicatrisée au cinquième jour et la malade peut se lever. Les garde-robes sont devenues régulières et indolentes. Plus de turgescence des hémorrhoïdes externes qui restent flasques pendant quelque temps, et finissent par disparaître complétement.

La guérison se maintient parfaite.

OBSERVATION VI

Hémorrhoïdes internes et externes volumineuses. — Contracture. — Crises répétées d'étranglement. — Hémorrhagies quotidiennes et excessivement abondantes, ayant épuisé le malade. — Dilatation forcée. — Guérison radicale.

M. X..., quarante-sept ans, tempérament bilieux, mère hémorrhoïdaire

En 1849, alors que M. X... était étudiant à Paris, attaque soudaine d'hémorrhoïdes internes ; douleurs violentes, pas d'hémorrhagies. La crise dura trois se-- maines, pendant lesquelles le malade ne cessa de crier. Pour tout traitement, onguent populéum avec addition de tannin

De 1849 à 1856, constipation rendant l'usage des lavements indispensable. Garde-robes longues, avec procidence des hémorrhoïdes internes, mais pas d'hé- morrhagie. En 1856, garde-robe non douloureuse, mais accompagnée soudainement d'une perte sanguine considérable. Le jet était continu, ce fut même le bruit de sa projection contre les parois de la cuvette qui attira l'attention de M. X.... A partir de cette époque, les hémorrhagies devinrent très-fréquentes, et épuisè- rent vite le sujet. C'est alors que se manifesta un de ces phénomènes dont l'interprétation vicieuse a servi à étayer dans bien des cas la théorie vitaliste, et à propager jusqu'à nous l'erreur et la confusion.

M. X... fut pris de migraines violentes, qui alter- naient avec son flux hémorrhoïdal, et il remarqua bien vite une certaine relation entre ces deux faits : quand les hémorrhagies cessaient, il avait des migraines très-douloureuses ; quand il perdait du sang, au con- traire, il ne souffrait plus. Et naturellement, fort de tout ce qu'on lui avait conté là-dessus, il était en- chanté de *se saigner*. La contracture augmenta, et avec elle la constipation. Chaque garde robe durait

une demi-heure au moins, malgré la régularité que
mettait le sujet à y aller tous les matins, après avoir
pris un lavement d'eau fraîche. M. X... éprouvait
aussi des resserrements spasmodiques très-douloureux
dans l'anus, et chaque fois la procidence était assez
considérable pour nécessiter un repos d'une heure au
moins. Mais le symptôme prédominant était encore
l'hémorrhagie, qui devint quotidienne et qui ne cessait
qu'avec la garde-robe. « Si je n'avais eu le courage,
dit M. X..., de m'arracher à ce besoin incessant d'expulser, je crois que j'aurais perdu tout mon sang ; j'a-
vais toutes les peines à monter chez moi ; les jambes
ne me portaient plus, et j'étais devenu d'une irascibilité extraordinaire, bien que je fisse tout pour me
contenir. » Comme on le voit, les dieux avaient été
larges dans leurs bienfaits, et M. X... n'avait pas à se
plaindre. Il ne se plaignait pas non plus, jusqu'au jour
où il fut désabusé par M. Gosselin, qui lui dit que tout
ce qu'il éprouvait était le résultat de ses hémorrhagies
successives, qui l'avaient réduit à l'état où il en était.

« M. Gosselin, dit-il, m'expliqua parfaitement que,
lorsque j'avais perdu du sang, j'avais la migraine par
suite de l'anémie, tandis que quand mes hémorrhagies
étaient arrêtées, je n'avais plus de migraine, mais je
perdais de nouveau du sang, parce que j'en avais pour
en perdre. »

Et, en effet, cette explication, à la portée d'un
homme du monde, est scientifiquement vraie et ren-

verse toutes les légendes dignes des temps préhisto-
riques.

Chez notre malade, les migraines étaient le résultat
direct de l'anémie, comme son anhélation, sa faiblesse,
son irascibilité, etc. Elles l'obligeaient à suspendre sa
vie d'étudiant, à garder la chambre, à se soigner. Le
repos, la jeunesse et les beefsteacks du restaurateur
avaient vite raison de cet état de faiblesse. M. X...
refaisait ses globules sanguins et sa masse sanguine ;
d'où augmentation de la pression intra-vasculaire.
L'anémie passée, les migraines, l'anhélation dispa--
raissaient, l'irascibilité aussi. Il reprenait son carac-
tère enjoué. Vite, il profitait de ce renouveau pour
reprendre aussi sa vie d'étudiant, et faire peut-être
bien quelques petits brins de noce. Alors, sous l'influence de ces excitations, la tension intra-veineuse
augmentait, le sphincter se contracturait, et les hémorrhagies revenaient. Et *vice versa*. On me pardonnera
cette digression au cours d'une observation, mais elle
m'a paru bonne à noter.

Cet état dura jusqu'en 1867 : « A cette époque, écrit
M. X..., j'étais à Paris, à l'Exposition, lorsqu'un
beau jour, je fus pris d'une violente attaque d'hémorrhoïdes. Je dus remonter à mon hôtel à quatre pattes,
comme un caniche. La crise fut terrible, et dura plusieurs jours. M. Gosselin, qui me vit et m'examina, me
renvoya à Lyon avec une note pour mon médecin ha-
bituel. Le Dr Bron me soumit au traitement de Gosselin,

et me fit sept ou huit cautérisations avec l'acide ni-
trique monohydraté. Les cautérisations avaient lieu tous
les six ou sept jours environ, de huit à neuf heures
du matin. Elles étaient fort douloureuses, et je souf-
frais jusqu'à huit heures du soir. Malgré ce traitement,
poursuivi avec patience, les hémorrhagies ne cessèrent
complétement qu'à la fin du *deuxième mois*, et il y eut
une guérison relative jusqu'au milieu de l'année 1869. »
A cette époque, tous les symptômes de la contracture
se manifestèrent de nouveau. Constipation opiniâtre,
hémorrhagies quotidiennes ; procidence plus considérable des hémorrhoïdes internes, accompagnée de la
turgescence d'un bourrelet d'hémorrhoïdes externes.
Après chaque garde-robe, douleurs intenses, réduction lente et difficile nécessitant de la compression et
du repos pendant plus d'une heure. L'ensemble de ces
symptômes fâcheux alla en s'aggravant. Les hémorrhagies devinrent considérables, et, sur les derniers
mois de l'année 1875, M. X... perdait quotidienne-
ment un litre de sang, dit-il. Il arriva vite au facies
typique que j'ai esquissé à grands traits. Profondément anémié, il ne pouvait faire quelques pas sans
soutenir son périnée avec sa canne, et le jour de sa
dernière attaque d'hémorrhoïdes, le 30 novembre 1875,
il fut, malgré une pluie battante, obligé de s'asseoir
plus de vingt fois sur le bord du trottoir pour faire
deux cents pas, et rentrer chez lui ; et encore eut-il
besoin de l'aide d'un gardien de la paix.

Cette crise, qui devait être heureusement la dernière, fut terrible. La procidence des varices internes
étranglées était très-volumineuse, et avait entraîné un
prolapsus notable de la muqueuse rectale. Tout autour,
le bourrelet circulaire externe était tuméfié et très-
tendu. Les douleurs étaient atroces et le malade, épuisé
par les hémorrhagies antérieures et les souffrances du
moment, était en proie à des symptômes nerveux peu
rassurants. « Lorsque je me voyais seul, écrit M. X...,
une terreur indicible s'emparait de moi ; il me semblait
que mes cheveux se dressaient sur ma tête. C'est la
sensation et l'impression les plus désagréables que
j'aie jamais ressenties de ma vie. Puis une sueur froide
me courait de la tête aux pieds, et je me sentais mou-
rir. » C'est qu'en effet la syncope terminait ces scènes
d'épuisement nerveux.

Le docteur Berne passa presque toute la nuit auprès du malade et essaya plusieurs fois, mais inutile-
ment, de réduire la procidence. Contracture violente
des sphincters, pas de fissure apparente. Enfin, le lendemain, il proposa la dilatation forcée, et me pria de
l'assister dans cette opération.

Le malade fut endormi par l'éther et placé sur le
bord du lit, dans la position ordinaire. Le docteur
Berne procéda alors à la dilatation forcée des deux
sphincters au moyen des doigts, mais en y mettant
beaucoup de douceur et de précaution pour ménager
ces varices étranglées et enflammées. Il me pria alors

de constater le résultat obtenu, et je fis moi-même dans les deux sens antéro-postérieur et transversal une dilatation lente et progressive. Il y eut à peine quelques gouttes de sang pendant l'opération. Le malade fut reporté dans son lit. A son réveil, à six heures du soir, douleur locale modérée, et qui n'est en rien comparable à celles éprouvées antérieurement ; dysurie sans strangurie, encore des cauchemars. Cet état dure jusqu'au matin.

2 décembre. La journée est bonne, les douleurs ont cessé, et le malade repose la nuit suivante ; alimentation réparatrice.

3 décembre. Première garde-robe, sans lavement préalable, selle très-facile, molle et fétide ; pas d'hémorrhagies, point de douleur pendant la défécation ; sensation légère de cuisson peu après. Pas de procidence des hémorrhoïdes internes, pas de turgescence des hémorrhoïdes externes, qui sont affaissées.

Cet état se maintient pendant les deux ou trois premiers jours, puis les garde-robes deviennent tout à fait indolentes. Elles sont suivies seulement d'une sensation de lassitude dans l'abdomen.

Enfin à partir du sixième jour, les garde-robes sont normales, et le malade commence à se lever. Médication tonique et reconstituante. L'état général s'améliore rapidement ; les forces reviennent et M. X. jouit à présent d'une santé parfaite. Son teint est frais et coloré, l'appétit régulier et toutes les fonctions s'accomplissent normalement.

Ce soir, 12 octobre 1876, il m'a lui-même remémoré tous les détails de son observation, et m'a assuré que, depuis la dilatation forcée qu'il a subie le 1er décembre 1875, sa constipation habituelle a disparu, il va à la selle tous les jours sans lavement. Il n'a pas perdu *une seule goutte de sang* et n'a plus souffert.

Ses hémorrhoïdes internes n'ont pas reparu. Quant aux hémorrhoïdes externes elles n'existent plus, et l'aspect de l'anus est presque normal. Dans tous les cas, il n'y a plus jamais eu ni procidence ni turgescence pendant l'acte de la défécation.

La guérison de M. X. est radicale et tous commentaires seraient superflus.

OBSERVATION VII

**Hémorrhoïdes externes. — Suites de couches. — Contracture.
Dilatation forcée. — Guérison.**

Mme X, trente-deux ans, tempérament sec et nerveux, a vu, à la suite de trois grossesses assez rapprochées survenir un bourrelet d'hémorrhoïdes externes. Après chacune de ses couches, sphinctéralgie momentanée pendant un mois et demi environ cédant peu à peu aux moyens ordinaires. Cependant si la douleur disparaît, la contracture persiste, et avec elle la constipation et la turgescence. Le dernier accouchement qui s'est fait par la face et a été très-long et très-pénible semble

avoir laissé dans les tumeurs hémorrhoïdales une ten-
dance plus marquée à la congestion. Les douleurs ont
été plus longues à disparaître, il y a eu parfois un peu
de sang, et chaque garde-robe est maintenant suivie
d'un prolapsus qui nécessite un taxis aussi laborieux
que prolongé pour être réduit. La station assise, sur
une chaise de paille dure et bombée, semble soulager
la malade. La station debout et la marche ramènent la
turgescence du bourrelet et une certaine douleur.
L'examen local dénote un état de contracture des
sphincters externe et interne.

Je propose la dilatation forcée, mais appliquée d'une
manière douce et modérée.

Opération le 4 février 1876, — anesthésie par l'éther,
— la malade est placée dans la position ordinaire ;
je procède à la dilatation forcée au moyen des doigts,
mais avec lenteur et méthode. J'ai la sensation carac-
téristique que les sphincters ont cédé sans déchirure.
L'opération a duré un quart d'heure. Pas d'écoulement sanguin, pas d'ecchymose. La malade est reportée dans son lit.

A son réveil, douleur contusive, qui dure quatre
heures environ, un peu de dysurie, légère turgescence
du bourrelet, potion opiacée, nuit assez bonne. Le 6,
première garde-robe qui se passe avec une très-grande
simplicité ; peu ou presque pas de douleur, les boutons
hémorrhoïdaux ne se gonflent pas, bien qu'ils ne soient
pas complétement affaissés.

Le 7 nouvelle selle sans incident ; la malade se lève quelques heures.

Depuis cette époque l'amélioration a continué.

La constipation a cessé, les garde-robes sont rapides, et ne s'accompagnent d'aucune turgescence des anciennes hémorrhoïdes, dont on reconnaît les vestiges mais dans lesquelles la congestion ne se fait plus.

La guérison se maintient.

OBSERVATION VIII

**Hémorrhoïdes externes. — Sphinctéralgie fissurale.
Dilatation forcée. — Guérison.**

M. X, quarante deux ans, tempérament bilieux, est depuis une quinzaine d'années affecté d'hémorrhoïdes externes. Une d'elles a la grosseur d'une petite noisette. Le flux sanguin a toujours été modéré, mais il n'en était pas de même de la douleur. Ce malade atteint de contracture avait une constipation rebelle, nécessitant de violents efforts de défécation à la suite desquels les crises douloureuses se manifestaient. Leur durée était chaque fois de plusieurs semaines, preuve évidente de la sphinctéralgie. Puis survenait une période d'accalmie relative.

Il y a sept mois environ à la suite d'un voyage très fatigant en Italie, M. X vit ses souffrances revenir.

« Cette crise, dit-il, plus tenace, sinon plus douloureuse que les précédentes, a duré plus de six mois sans un seul jour de calme. Lavement émollient tous

les matins avant la garde-robe ; la selle n'est pas très-
pénible, mais au passage des matières une sensation
de brûlure se fait sentir du côté de l'hémorrhoïde.
Après une lotion froide, toujours pratiquée au retour
de la garde-robe, il y a un peu de calme ; mais
une demi-heure après, les douleurs recommencent.
D'abord de la chaleur, de l'embarras, une sorte d'in-
quiétude dans toute la région anale, puis des élance-
ments, de la cuisson, des contractions pénibles. Il
me semble que les muscles de l'anus se resserrent et
y forment un tampon. A ce moment l'hémorrhoïde qui,
au lever, était à peine sensible et semblait flétrie, est
devenue gonflée et résistante. Invariablement les douleurs augmentent d'intensité pendant trois ou quatre
heures. Elles deviennent plus tolérables, au déjeûner
au moment où commence le travail de la digestion.
Puis elles décroissent, et cessent complétement à la fin
de la journée. Les nuits sont tranquilles et sans douleurs. Si le lendemain je ne vais pas à la selle, je me
procure une journée de calme. Mais à la garde-robe
suivante, les douleurs sont plus intenses. »

Tel est le récit du malade que j'ai tenu à reproduire
textuellement.

Au mois d'août 1876, le docteur Gayet examina le
malade et constata avec une contracture anale une
goutte de pus, provenant d'une fissure située en avant,
entre deux tumeurs hémorrhoïdales. Cette sphinctéralgie fissurale rendit l'examen très-douloureux.

Opération le 12 septembre. Anesthésie par l'éther. Le malade est placé sur le bord du lit, les cuisses écartées par deux aides, le docteur Gayet pratique la dilatation forcée avec les pouces jusqu'au relâchement complet des deux sphincters, mais avec une certaine douceur et lentement. Pas de craquement ni de rupture sensibles : le docteur Gayet, que j'avais l'honneur d'assister dans cette opération, me prie de constater le résultat, et je pratique à mon tour dans les deux sens une dilatation lentement progressive.

A son réveil, le malade ressent des douleurs qu'il dit être très-supportables, et qui durent trois heures à peine. Pas de dysurie appréciable. Un peu d'ecchymose. Le lendemain l'opéré va faire une petite promenade.

Le surlendemain selle facile et indolente, mais qui s'opère en un temps.

Suites d'une grande simplicité.

État actuel. Cessation absolue de la sphinctéralgie. L'anus se laisse dilater sans douleur. On constate sur le côté droit de l'orifice anal une hémorrhoïde flétrie. Quant au bouton assez volumineux signalé plus haut, il est affaissé et réduit à un simple pli. Pas d'hémorrhoïdes internes. Fonctions très-libres, mais avec lavement d'eau fraiche.

CHAPITRE X

CONCLUSIONS

La dilatation forcée appliquée à la cure des hémorrhoïdes est une opération *rationnelle, efficace* et *innocente*.

Elle doit être faite avec les doigts, et par les moyens dits de douceur.

Il convient de la pratiquer non-seulement contre certaines complications des hémorrhoïdes, telles que la sphinctéralgie simple ou fissurale, mais encore contre le spasme et la contracture indolente des sphincters.

Sont encore justiciables de cette opération les symptômes ordinaires des varices ano-rectales, aux premiers rangs desquels il faut placer : les hémorrhagies, la procidence et la turgescence avec lenteur et difficulté dans la réduction ; enfin la constipation et la longue durée de la défécation.

J'ajouterai incidemment que la dilatation forcée me

paraît encore légitime et fondée dans ces cas de constipation simple, mais rebelle à tous les moyens médicaux ; et je suis porté à l'essayer, sûr d'avance de supprimer le symptôme le plus fâcheux de la maladie, la lenteur et la difficulté de la défécation.

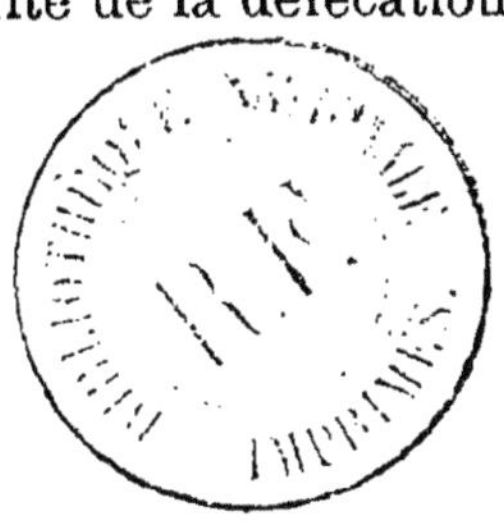

FIN

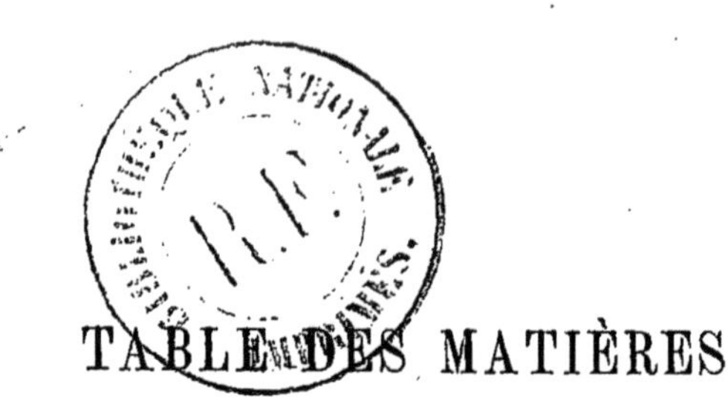

TABLE DES MATIÈRES

LIBRAIRIE J.-B. BAILLIÈRE et FILS

BERNARD (Cl.) et **HUETTE**. — **Précis iconographique de médecine opératoire et d'anatomie chirurgicale**. Nouveau tirage. Paris, 1873, 1 vol. in-18 jésus, 493 pages, figures noires. Cartonné. . . . . 24 fr.
Le même, figures coloriées, cartonné. . . . . 48 fr.

CHAUVEL. — **Précis d'opérations de chirurgie**, par le docteur J. Chauvel, professeur agrégé de médecine opératoire à l'École du Val-de-Grâce. Paris, 1877, in-18 jésus, 692 p., avec 281 fig. dessinées par le docteur E. Charvot. . . . . 6 fr.

CORRE. — **La Pratique de la chirurgie d'urgence**, par le docteur A. Corre. Paris, 1872, in-18 de VIII-216 pages, avec 51 figures. . . . . 2 fr.

DESPRÉS. — **La Chirurgie journalière**, leçons de clinique chirurgicale professées à l'hôpital Cochin, par Arm. Després, chirurgien de l'hôpital Cochin, professeur agrégé de la Faculté de médecine. Paris, 1877, 1 vol. in-8 de 700 pages, avec fig. . . 10 fr.

GAUJOT (G.) et **SPILLMANN** (E.) — **Arsenal de la chirurgie contemporaine**, description, mode d'emploi et appréciation des appareils et instruments en usage pour le diagnostic et le traitement des maladies chirurgicales, l'orthopédie, la prothèse, les opérations simples, générales, spéciales et obstétricales, par G. Gaujot et E. Spillmann, professeurs à l'École du Val-de-Grâce. Paris, 1867-72, 2 vol. in-8, de chacun 800 p., avec 1855 fig. . . . . 32 fr.

GILLETTE. — **Chirurgie journalière des hôpitaux de Paris**, répertoire de thérapeutique chirurgicale, par le docteur A. Gillette, chirurgien des hôpitaux de Paris. Deuxième édition. Paris, 1877, in-8 de 400 p. avec 150 figures.

GOFFRES. — **Précis iconographique de bandages**, pansements et appareils, par Goffres, médecin principal des armées. Paris, 1866, in-18 jésus, 596 p., avec 81 pl., fig. noires cart. . . . . 18 fr.
Le même, fig. col. . . . . 36 fr.

GOSSELIN (L.) — **Clinique chirurgicale de l'hôpital de la Charité**, par L. Gosselin, membre de l'Institut (Académie des sciences), professeur de clinique chirurgicale à la Faculté de médecine, chirurgien de la Charité. 2e édition. Paris, 1876, 2 vol. in-8, avec figures. . . . . 24 fr.

GUYON. — **Éléments de chirurgie clinique**, comprenant le diagnostic chirurgical, les opérations, en général, l'hygiène, le traitement des blessés et des opérés, par J.-C. Félix Guyon, chirurgien de l'hôpital Necker, professeur agrégé de la Faculté de Paris. Paris, 1873, 1 vol. in-8 de XXXVIII-672 pages avec 63 figures . . . . 12 fr.

LÉTIÉVANT. — **Traité des sections nerveuses**, physiologie, pathologie, indications, procédés opératoires, par E. Létiévant, chirurgien en chef de l'Hôtel-Dieu de Lyon. Paris, 1873, 1 vol. in-8 de XXVIII-548 p. avec 20 fig. . . . . 8 fr.

REYBARD (J.-F.) — **Mémoires sur le traitement des anus artificiels**, des plaies des intestins et des plaies pénétrantes de poitrine. Paris, 1827, in-8, 208 p. avec 3 planches. . . . . 1 fr.

— **Procédé nouveau pour guérir par l'incision les rétrécissements du canal de l'urèthre**. Paris, 1833, in 8, fig. . . . . » 50

SÉDILLOT (Ch.). — **Contributions à la chirurgie**. Paris, 1869, 2 vol. in-8, avec figures. . . . . 25 fr.

SÉDILLOT (Ch.) et **LEGOUEST**. — **Traité de médecine opératoire**, bandages et appareils, par Ch. Sédillot, médecin inspecteur des armées, professeur à la Faculté de médecine de Strasbourg, membre de l'Institut (Académie des sciences), et L. Legouest, inspecteur du service de santé des armées. 4e édition Paris, 1870, 2 vol. gr in-8 de 600 pages chacun, avec figures intercalées dans le texte et en partie coloriées. . . . . 20 fr.

VALETTE. — **Clinique chirurgicale** de l'Hôtel-Dieu de Lyon, par A. D. Valette, professeur de clinique chirurgicale à l'École de médecine de Lyon. Paris, 1875, 1 vol. in-8 de 720 p., avec fig. . . . . 12 fr.

VIDAL (A.). — **Traité de pathologie externe et de médecine opératoire**, avec des Résumés d'anatomie des tissus et des régions, par A. Vidal (de Cassis), chirurgien de l'hôpital du Midi, professeur agrégé à la Faculté de médecine de Paris, etc. 5e édition. par S. Fano, professeur agrégé de la Faculté de médecine de Paris. Paris, 1861, 5 vol. in-8 de chacun 850 p. avec 761 fig. . . . . 40 fr.

9 782019 979379